毎朝水一杯で
80歳、きょうも元気

北野 春彦

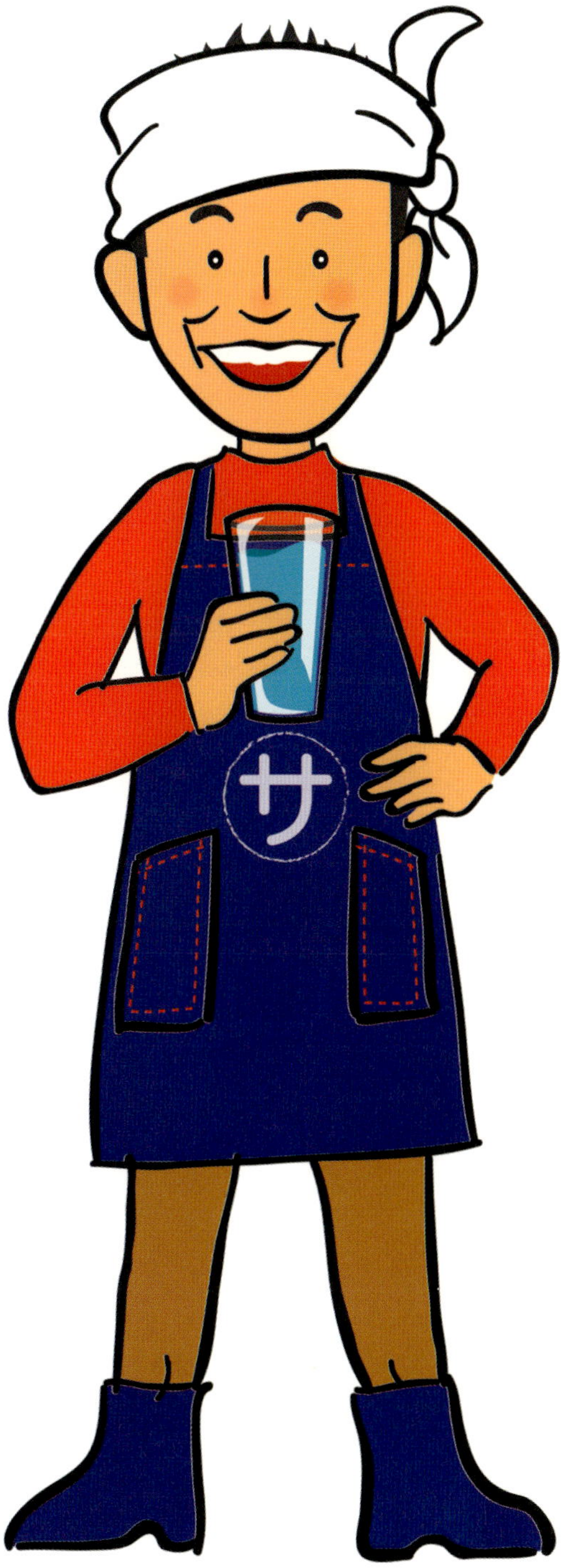

聞き書き・編集・本文写真：若林 朋子
イラスト：岡本 秀代
表紙写真：中村 億
デザイン：川井 圭（桂書房）

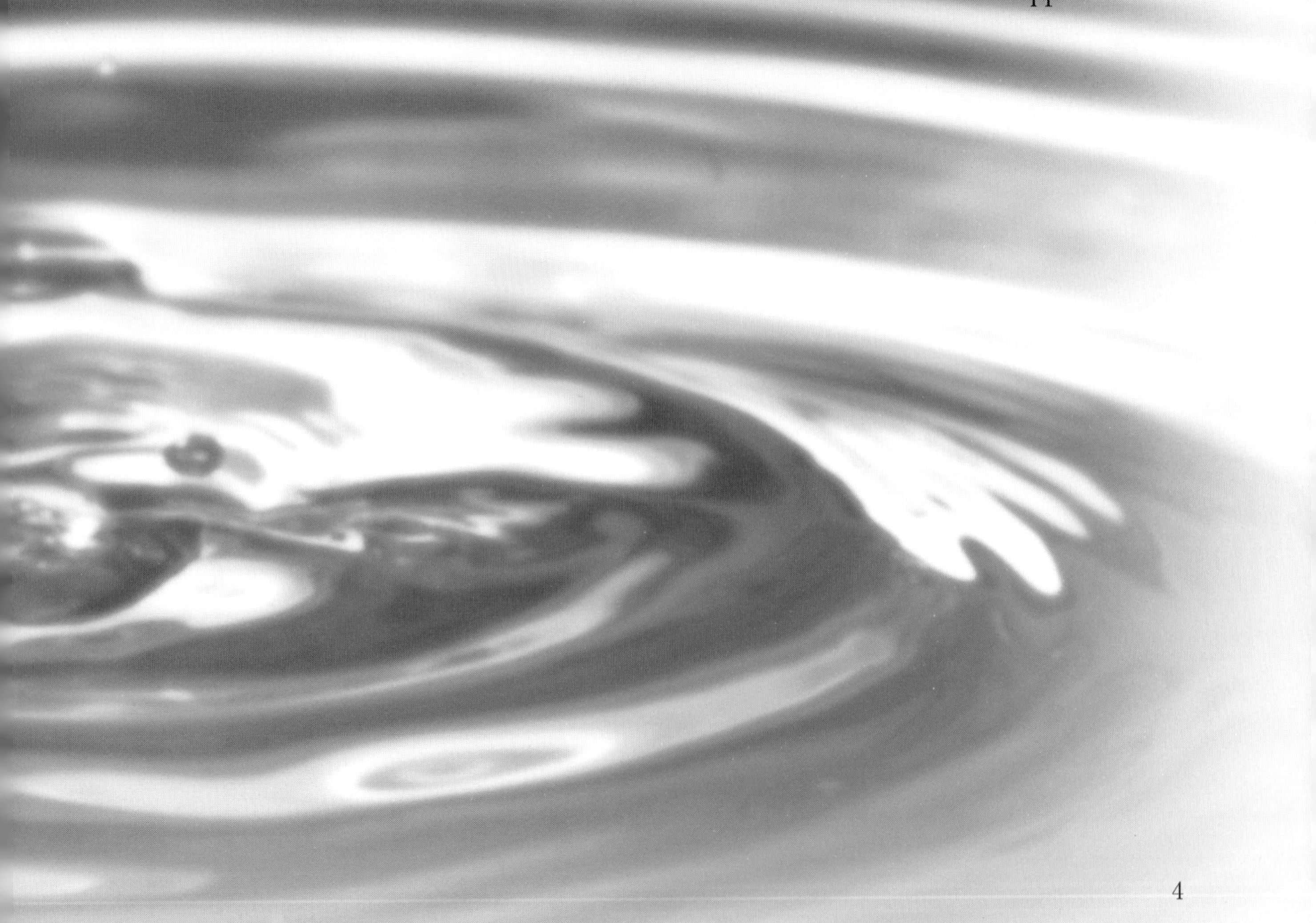

はじめに

魚津市内で青果物販売業を営む北野春彦さんは、１９３８年1月14日生まれの80歳。毎日、元気に働いておられます。健康診断はいつも「A」が並び、足腰もしっかりしていて、得意先にみずみずしい野菜や果物を届けて回ります。健康の秘訣は、自身の経験に基づいた「毎朝１杯の水飲み健康法」です。毎朝、起きてからコップ１杯の水を飲むこと。それに食事・睡眠・休息にも気を配り、規則正しい生活を送るというシンプルな心掛けです。

皆さんは「水？　そんな簡単な方法でいいのですか？」と、驚かれるかもしれません。そこで、北野さんが提唱する「毎朝１杯の水飲み健康法」についてうかがう前に、水と体の関係について少し調べてみました。

人間の体の約6割は、水でできているそうです。

「私、水太りなのよ～」「僕は筋肉質だから……」などという方がおられます。しかし、脂肪や筋肉を構成する成分も多くが水です。骨さえも水分が含まれている。全身は「体内水」という水分で満たされ、全身をくまなく水がめぐり、よいものも、悪いものも運んでいる。だから、水分が不足したり、滞ったり、濁っていては、健康状態は悪い方に向かってしまうのではないでしょうか？

「自分の体内水は正常だろうか」と考えたことはありますか？　なかなか、ないと思います。体内水の３分の２は細胞の中に「細胞内液」としてあり、残る３分の１は血管やリンパ管、組織の隙間、脊髄髄腔（脳と脊髄を覆う膜の中）にあります。

血液については、「サラサラになる食べ物」などがテレビの健康番組で特集されたり、関連書籍が出版されたりしています。リンパ液も、リンパマッサージなどが人気を集めるにつれ、注目されています。血液やリンパ液は、体内を巡る水分としてその存在が実感で

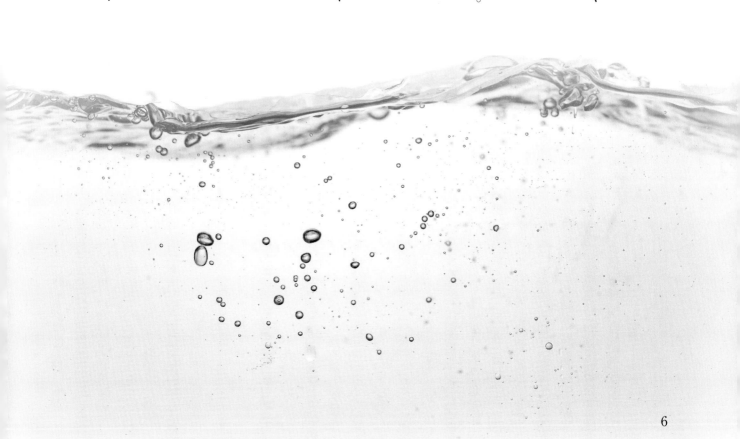

きているのではないでしょうか？　しかし、血液やリンパ液以外の体内水に対しては無関心で、その存在すら、忘れてしまいがちです。細胞内液は、一定の量に保たれていなければいけないこと、ご存じでしょうか？

すべての体内水は、それぞれの場所で移動し、循環を続けています。水は分子が小さいので、血管や細胞の壁を通り抜けることができます。体内水が全身をめぐる間、細胞や臓器に栄養を届け、老廃物を回収します。最後には動脈から心臓に集められ、腎臓を通って尿として体の外へ排出されるのです。

そこで、体内水そのものや、その循環を妨げるような問題があれば、人間の体はたちまち、不調に陥ってしまいます。体内水の状態は、健康と直結しているといっていいでしょう。滞りがあると、さまざまな症状が現れます。疲労感や頭痛、便秘、関節痛など……。

しかし、症状が出て病院を受診しても「原因不明」といわれることも少なくありません。「なんとなく調子が悪いなあ……」と実感していても、季節の変わり目や仕事の疲れ、加齢、気持ちの落ち込みなど別のことを理由に自分を納得させ、病院に足を運ぶことすらしないかもしれません。

体内では1日に約2・5リットルの水が、入れ替わっているそうです。体に1日1回、みずみずしく、新鮮なコップ1杯の水を流し込んでみる。毎朝の習慣は、気持ちをすっきりさせ、働くスイッチを入れてくれます。

そして、無理をせず、規則正しい生活を送る。家族や友人も健康でいてくれれば、人生を明るく、前向きな気持ちで送ることができます。

北野さんの80年の人生の知恵ともいえる「毎朝1杯の水飲み健康法」。この本を手に取ってくださった皆さんも、試してみてはいかがでしょうか？

聞き書き・若林　朋子

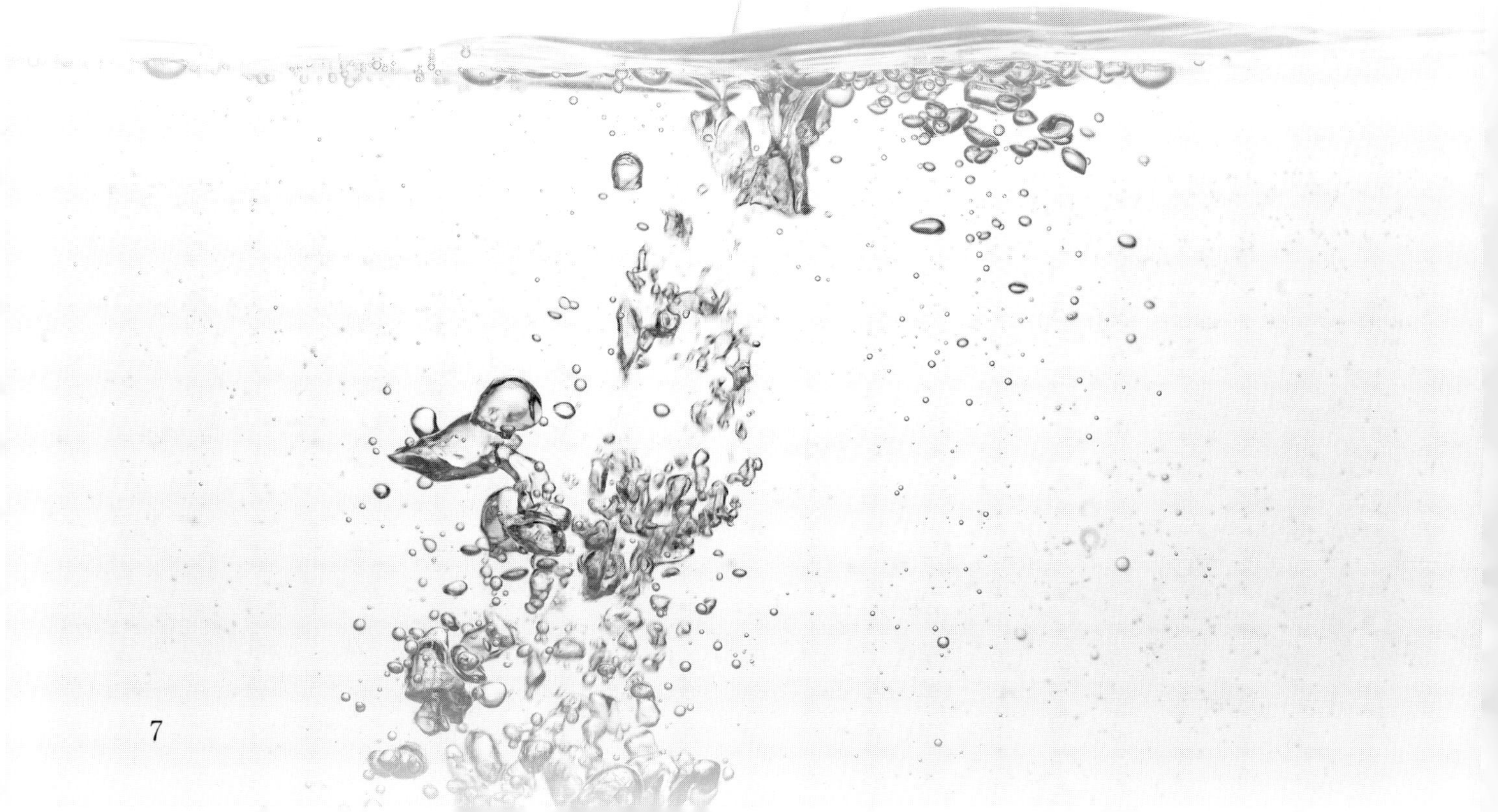

第1章

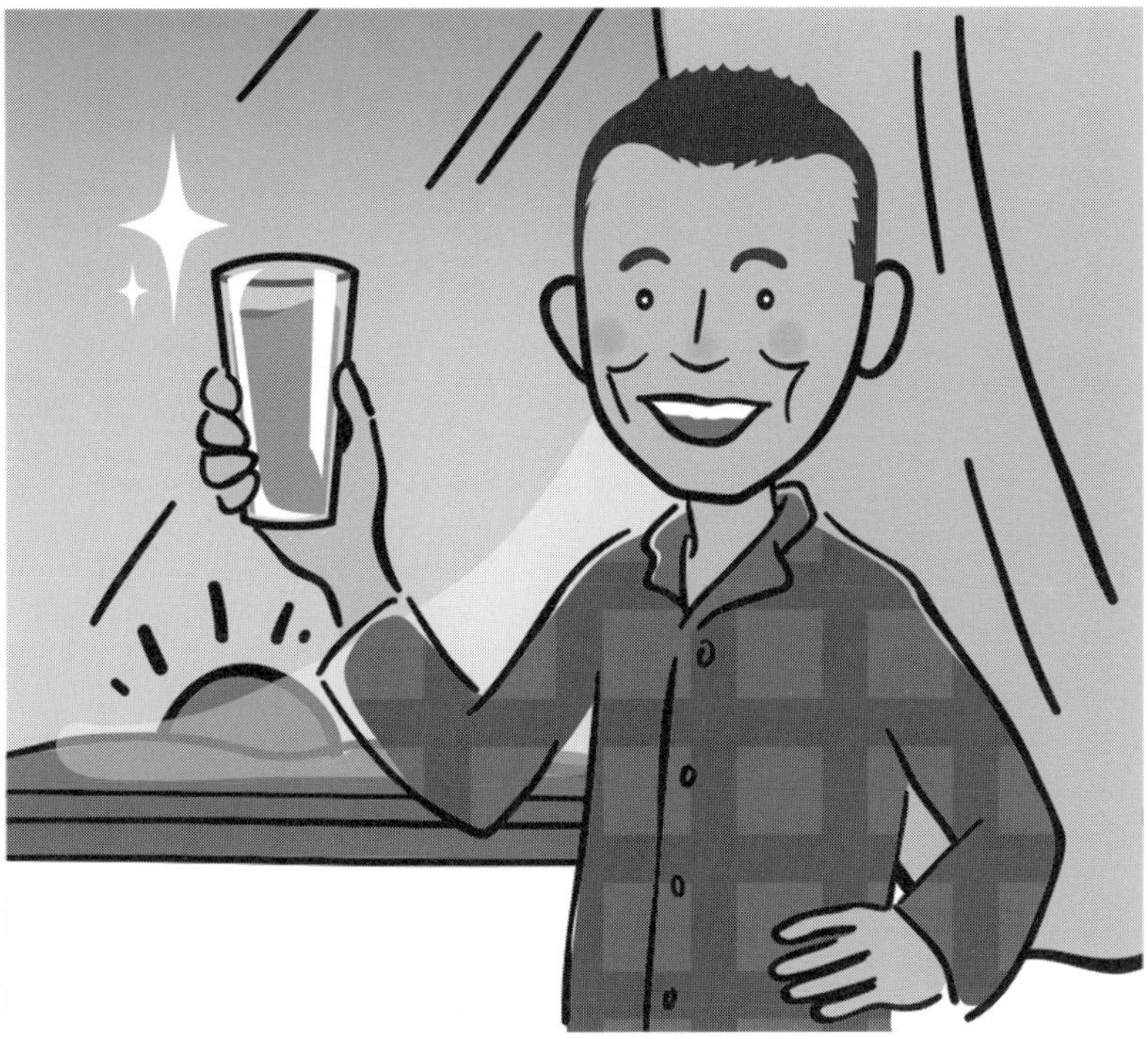

北野　春彦より

20代の半ばに関節リウマチという病気になり、「**毎朝1杯の水飲み健康法**」を始めました。**毎朝、起きたらすぐ、コップ1杯の水を飲み、朝食まで3時間は何も食べません**。たった、それだけです。お金がかからないから、続けるのに無理をする必要がない。それでいて健康になれるんだから、こんないいことないです。あなたもやってみる価値があるのではないでしょうか。

ポイント①

目覚めた後、水を飲む人は少なくないでしょう。頭をすっきりさせたり、胃腸を目覚めさせて便通をよくしたりする効果を求めているのではないでしょうか。しかし、私がお勧めするのは、ただ水を飲むだけではありません。その後**3時間、食べ物を口にしないのです。**体は目覚めているけれど、**空腹をキープすることで、胃腸は休ませている……。**この状態が、いいんじゃないかと思うんです。「**毎朝1杯の水飲み健康法**」のポイントです。

「毎朝1杯の水飲み健康法」を人に伝えるのが生きがい

20代の半ばに**関節リウマチ**になり、それから毎朝、起きたらすぐ水を飲むようになりました。水を飲むだけでなく、**朝食まで3時間は何も食べない**。これが、私の「毎朝1杯の水飲み健康法」です。水を飲むのに、お金はかかりませんから、続けるのに無理をする必要がない。水を飲むという簡単な生活習慣で、健康になれるんだから、こんないいことないですよ。家族も実践しています。

知人の女性に「毎朝1杯の水飲み健康法」を教えてあげたら、「顔、つべつべなったわ。5歳も若返ったって言われる」と喜んでいます。「**深酒しても、二日酔いならなくなったちゃ**」という人もおる。うれしいですね。私の言うことを信じて続けてくれた人は、必ずいい効果が出ています。目覚めた後、ただ水を飲むだけでなく、体は目覚めているけれど、空腹をキープすることで、胃腸は休ませている……。この状態が、いいんじゃないかと思うんです。「毎朝1杯の水飲み健康法」のポイントです。

「生きがいって何ですか？」といわれてもねえ。特にないなあ……。たまにゴルフはするけれど、趣味もないし。「自分は何をしているときに生きがいを感じているのだろう」と、考えたんですよ。そしたら、「毎朝1杯の水飲み健康法」を人に伝えることなんだと思いました。うちの家内に言われるんですよ。「お父さん、水のことしゃべり出したら、止まらんね。終わらんね」って。考えてみたら結局は「**水飲み健康法を伝えることが生きがいかな**」って思います。

私のこれまでの歩みについて紹介します。**生まれたのは１９３８年1月14日**。80歳になりました。妻は「正しい子」と書いて正子。１９４２年生まれです。あれ、誕生日は何月だったかな。この前、誕生日が来たと言っていたな……。忘れちゃ、いかんですね。5歳離れています。娘が2人いて、長女は貴子、次女は裕子。上の娘は50代、下の娘は40代後半です。

■関節リウマチ 免疫の異常により、主に手足の関節が腫れたり痛んだりする病気。進行すると、骨や軟骨が壊れて関節が動かせなくなり、日常生活が大きく制限される。また、炎症は関節だけでなく、目や肺などの全身に拡がることもある。

■二日酔い、宿酔 酒などのアルコール飲料を、代謝能力以上に摂取することにより引き起こされる、不快な身体的状態。エタノールがアセトアルデヒドに代謝され、体内にまだ残ったそれが二日酔いの症状を引き起こす。

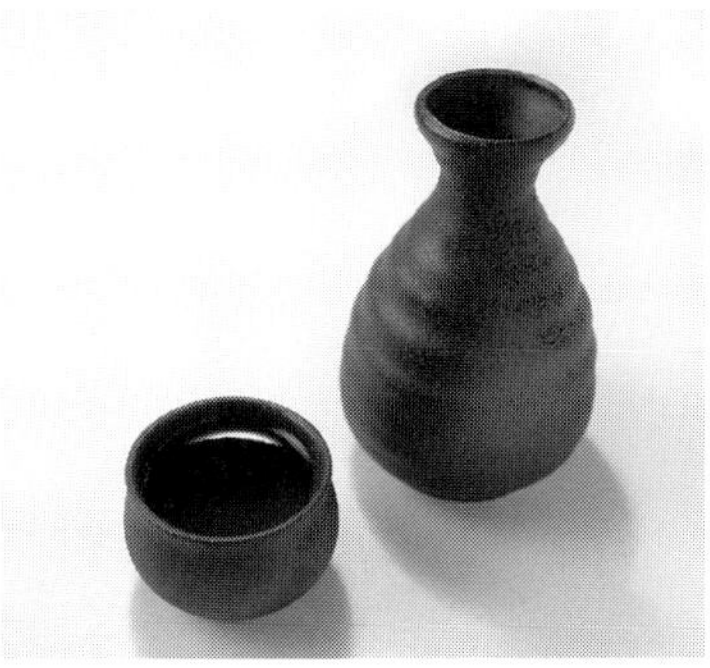

私の日常はというと、**17歳で家業を継いで以来、ずっと八百屋です。**青果物販売業。生まれは魚津市です。学歴はね、中学校までしか出ていないんです。魚津市の西部中学校を卒業してすぐ、親父の仕事を手伝いました。「ヤマヨ」という屋号です。会社の名前は「北野青果」。父・與三八はね、50歳ぐらいで亡くなってしまいました。私が仕事に入ってから、すぐでした。私が20歳ぐらいの時です。脳溢血でした。60年ぐらい前ですね。母の「つた」は70代後半で子宮がんのため亡くなりました。

参考までに、家族の健康状態をお話ししますね。私は次男で4歳上に兄・善秋がいました。兄は秋生まれだから、名前に「秋」が入っているんじゃないかと思います。**私は新春に生まれたので「春彦」**です。兄も中学を出た後、家業を手伝っていました。

兄が亡くなって10年以上たちます。肺がんでした。酒もたばこもやっていましたからね。初代の父が死んでから兄が跡を継いで、一緒に仕事をしていましたが、兄が亡くなった後、私が代表になっています。私は三代目ということになりますね。兄には息子が2人おりますが、いずれも勤めに出ています。この商売は朝が早いから、本家の嫁さんは（息子に）跡を継がせることを強いなかったのです。日曜日でも仕事がありますし……。

私は5人きょうだいの真ん中です。7歳年長の姉・洋子は81歳の時、肺がんになって亡くなりました。4歳下の弟・八郎、9歳下の妹・真紀子は元気にしています。「何やら私、弱くなったわ……」とか言っていますがね。

弟からは「春彦兄さんは、病気知らず。薬要らず」と言われています。子どものころから、基本的には元気でした。虚弱体質とか、思ったことなかったなあ。学校に行っているときには、野球、卓球、水泳などしていたしね。走るのは苦手だったけれどね……。

私は**もともと酒も飲まず、たばこもやらない。**20歳ぐらいの時は吸っていたんですけど、やめました。姉、兄はがんで亡くなっています。だからといって、特に「がん家系」などとは、思っていない。**関節リウマチになったのは20代半ば、24歳ごろでした。**

取り戻してみれば、健康とは大切なものだと思います

自転車をこいで黒部市内にある農家へ野菜を取りに行った時のこと、両ひざが腫れてしまいました。近所の医師に診てもらうと「膝に水が溜まっている」と。注射器で膝にたまった水を抜いてもらいましたが、違和感はなくなりませんでした。そこで、**金沢大学附属病院に入院し、関節リウマチだと分かりました**。「1カ月で治る」と言われたのですが、結局は治らないまま。入院費用は、1カ月10万円もかかりました。

その後、魚津市内にある労災病院を受診しました。投薬治療を受けましたが、処方された薬が強かったのでしょう。**胃腸が弱り、その薬を飲むのをやめてしまいました**。仕方なく、具合が悪いまま、仕事を続けていたのです。母親に「お灸をしてみれば？」と言われ、やってみましたけれど、効果なし。膝にお灸をすえたやけどの跡が残ってしまいました。「温泉がいい」と言われ、行ったりもしましたよ。でも、たいして効果は、ありませんでした。

そんな姿を見かねた母は、「何かいい方法はないか？」といつも気にかけてくれていました。周囲にも「いい方法はないか？」と聞いていました。ある日、「朝起きたら水道の水を1杯飲むといい」と聞いてきたそうで、勧めてくれました。そこで、信じてやってみたのです。起きたらすぐ水を飲み、ひと仕事してから朝食をいただく。これを3年間、毎日続けていると、**いつの間にか関節リウマチが治っていきました**。これが私の「毎朝1杯の水飲み健康法」の始まりでした。

私の生活の1日の流れは、**午前5時に起き、午後1時から2時ごろまで仕事をしています**。野菜を仕入れて得意先に販売するのです。病院、料理屋などに、配達します。昔は店舗を持っていたけれど、今は大型スーパーができましたから、十数年前に、やめました。店があった時は、兄貴も義姉もいて、午後8時ごろまで働いたこともあったね。

■水質基準　日本における水道法が定める水質基準では、51項目の検査項目・検査方法及び基準値が定められている例えばカドミウムや水銀などについてそれぞれ許容値が定められており、大腸菌は検出が許されない。これに適合しないと日本国内において「水道水」として供給できない。

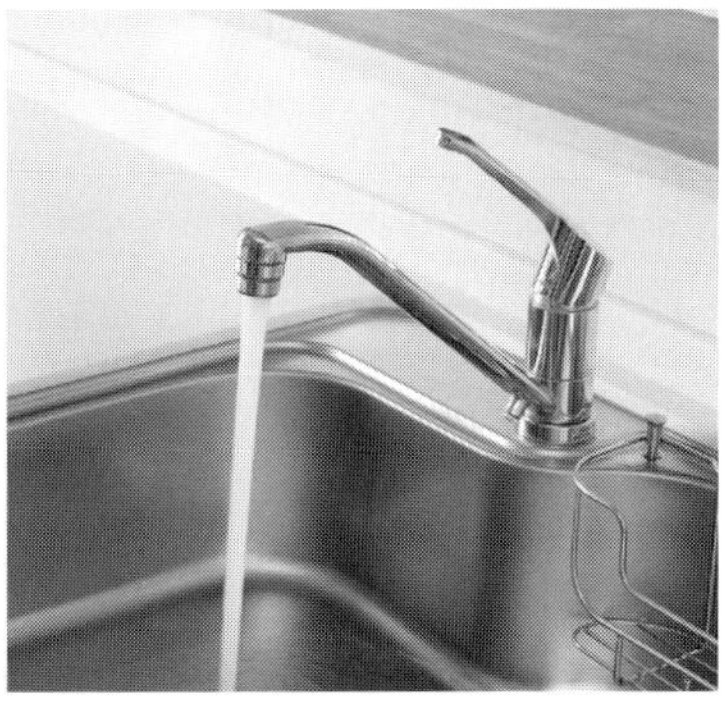

前日までに注文が入っています。注文がなければ仕事は早く終わりますが、あればすべてを回って届けねばなりません。多ければ4件ぐらいかな……。4か所に行けばいいというわけではないのです。1日に最低でも2回は足を運ばねばいけない大口の取引先もあるのです。そんなことから、**私は80歳の今も忙しくしています**。

日曜・祝日も休みなしで、お盆・正月の休みもない。だから長期の旅行に行ったことはありません。行っても1、2時間で行けるところ。ここからだと石川県ぐらいかな。午後2時ごろに出発し、朝ご飯も食べず、出てきて仕事に戻らねばいけません。以前は、富山県内の同業者との旅行に参加していたのですが、最近は高齢になったから、行かなくなったなあ……。

そうそう、**ゴルフを始めたのは45歳の時でした**。ゴルフの練習場に通いながら「関節リウマチが再発したらどうしよう……」と心配もしましたが、大丈夫でした。20年間水を飲み続け、40代半ばになっても膝に水がたまることはなかったので、そのころやっと「治ったんだ」と思うことができました。

取り戻してみれば、健康とは何と大切なものなのかと思います。70歳の時、魚津市の健康診断で「オールA」をいただきました。それから10年間、大きな病気もなく過ごすことができています。**血圧は下が60ぐらいで、上は90から100。体重もずっと50キロ前後です**。薬も飲んでいません。食べ物や飲み物によってまれに頭が痛くなることがあります。そんな時、鎮痛剤を飲む程度でしょうか。

食事は、好き嫌いなく、あるものをいただきますが、体質的に食べられないものもあります。間食は果物を適当につまむ程度。みかんなどですね。睡眠時間は毎日8時間で、寝不足だなと思ったら、昼寝をします。こんな日々の生活の中で、「毎朝1杯の水飲み健康法」と、**仕事を中心とした生活のリズムがあり**、食事・睡眠・休息を適度に取って、規則正しい毎日をずっと送ってきました。

■血圧　高血圧は自覚症状がほとんどなく、気づかないうちに心血管病が進み、心不全や心筋梗塞、脳梗塞や脳出血などといった生命に関わる合併症を引き起こす危険性がある。正常値や高血圧の基準の目安となる数値があり、日本高血圧学会により高血圧の目安（一般向け『高血圧治療ガイドライン』解説冊子２０１４年）が発表されている。

第2章

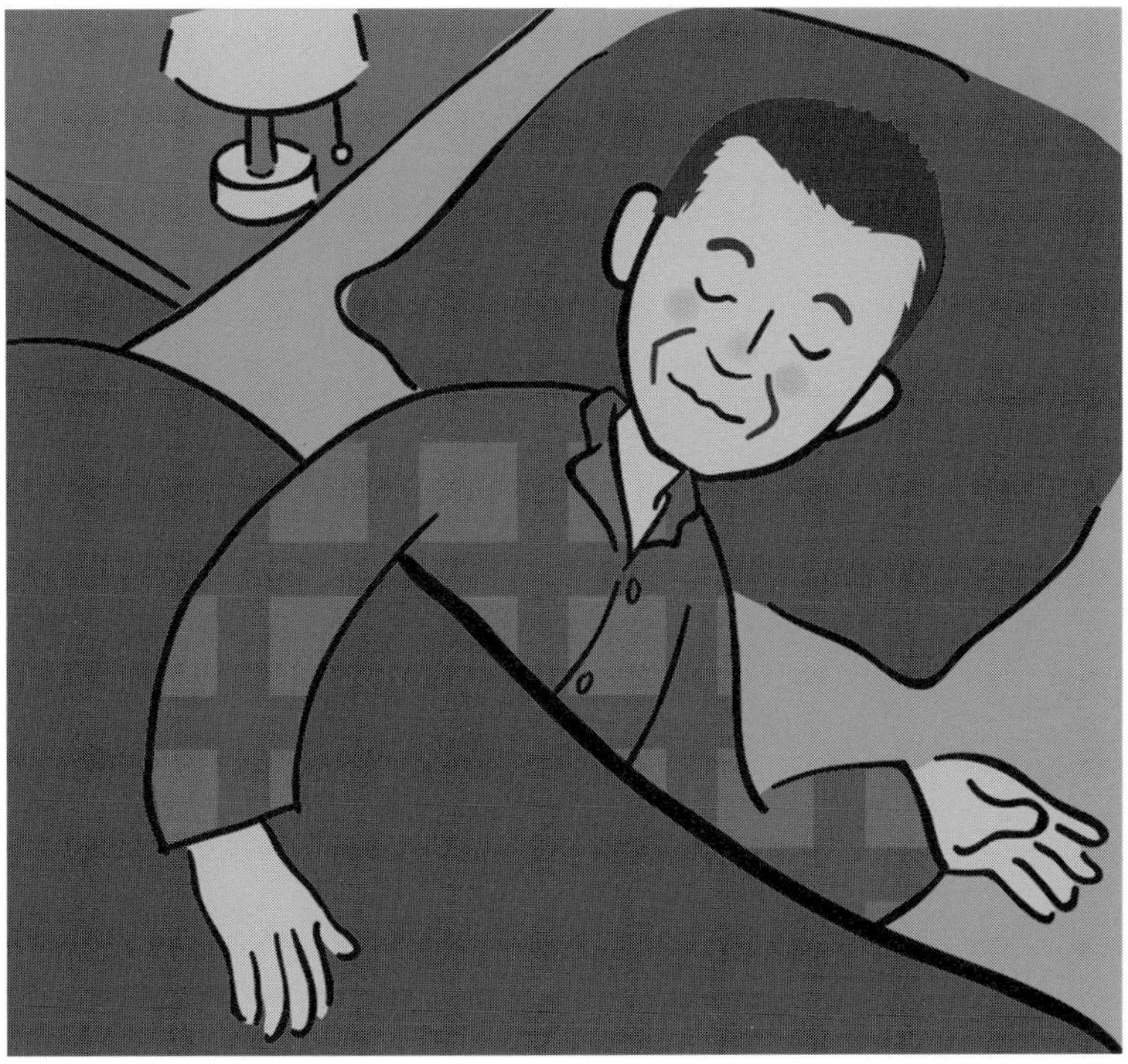

私は「**毎朝1杯の水飲み健康法**」を続けることによって、関節リウマチが悪化することがなく、80歳になった今日まで、元気に働くことができています。「この健康法を、1人でも多くの人に知ってもらい、実践してほしい」と思い、親戚・友人・知人にお伝えしています。「**私も元気になったよ」と言ってもらえることが、一番の生きがいです。**

ポイント②

自分が元気になったことで、効果を確信している「毎朝1杯の水飲み健康法」。身の回りで慢性疾患を抱える人に勧めてみました。皆さん、最初は半信半疑。**私は医師ではありませんから、「必ず良くなる」とか「薬は飲まなくていい」などとは言えません**。ただ、ちょっとだけ早起きして生活習慣に水を飲むことを加えてみる……。感覚的に「快調です」と言うばかりでなく、高血圧や糖尿病の症状が改善されている方もいます。

「効果があった」と感謝されると本当に嬉しい

55歳の時、小学校の同窓会で、**糖尿病**で苦しんでいる同級生と出会いました。その方は顔が赤くなってむくみ、眼球が少し飛び出しているように見えました。酒も好きなのだそうでした。そこで、私の「毎朝1杯の水飲み健康法」を勧めてみました。

午前7時に起きて朝食を取り、コーヒーを飲むとのことでしたので、「朝起きたら水を1杯飲み、11時ごろまで何も食べないようにしたらいいよ」とアドバイスしました。そして1年後、再開した時には顔色がよくなっていたので、「水を飲んだの？」と聞くと、「**1年続けたら、調子が良くなった**」と言いました。

このころから私は、ちょっとした体調不良や、慢性疾患を抱える人に対し、「毎朝1杯の水飲み健康法」を勧めるようになりました。私の関節リウマチや、小学生時代の同級生の糖尿病が改善されたのです。私の勧めにより、**たった半年で高血圧の症状が改善された人もいます**。

そうそう、中には「毎朝1杯の水飲み健康法」を実践してくれた外国人の方もいました。私が果物を配達しているところに、ブラジルから働きに来ているご夫婦がいました。ご主人の方が糖尿病で「もう、果物は食べられません。弱ったなあ」と言っていたのです。そこで奥さんに「ご主人を朝4時に起こし、コップ1杯の水を飲ませ、朝7時に朝食を取るようにしたらいい」と教えました。

ブラジル人のご夫婦は私が言った通り、試してみたのです。すると、10日で**足のだるさがなくなり**、**糖尿病で通院する回数が減った**とか。1カ月に1度だったのが、2カ月、3カ月と間が空いていったそうです。2人は私に感謝し、奥さんなどは私を「神様のようだわ」と感謝し、お礼の品をくださいましたね。帰国するときには、「一緒にブラジルへ行って、素晴らしい健康法を広めないか？」とまで言ってくれました。

■**糖尿病**　インスリンの作用が十分でないためブドウ糖が有効に使われずに、血糖値が高くなっている状態のこと。患者の約90％が2型糖尿病である。日本人は遺伝的にインスリン分泌が弱い人が多いといわれ、遺伝的な体質に過食（特に高脂肪食）、運動不足、肥満、ストレスなどの生活習慣や加齢といった要因が加わり、発症する。

ほかにも「毎朝1杯の水飲み健康法」を勧めた方はいます。ある会社の社長さんで、糖尿病の方がおられました。「しんどい、しんどい」と言って椅子に座っておられました。そこで、「朝4時に起きて水を飲み、3時間空けてから朝食を」と勧めたところ、**3年後に会ったら、「すごく良くなりました」と言ってくださいました。**

その社長さんの奥さんは「どんな薬を飲むより、水の効果があった」と。こんなふうに、感謝してもらえることは、本当に嬉しいです。

私の同級生で、風邪を引いて肺炎になり、**軽い心筋梗塞になって入院した人がいました。**退院してきたその人に「水飲み健康法」を伝えたところ、水を飲んでから3時間空けると**ものすごく体がすっきりしてきた**と言われました。

ゴルフコンペで出会ったスナックのママさん。その方にも「水飲み健康法」を伝えました。会うたびに「水、飲んでる?」と聞くと、「いつも飲んでますよ」とのこと。その方は検診に行ってもどこも異常がなくなり、顔がカサカサしていたのが、つやつやになって、化粧のノリも良くなったと言っていました。「ただの水で、こんなに良くなるとは思っていなかったので教えてくれてありがとう」と言われました。8年間続けていて、水を飲む習慣をやめられなくなったそうです。

食堂やっているおばあちゃんは、血圧が高く上が180近くになるそうです。水を飲み始めて5年が経ちました。どうなったのか気になり、血圧の状態を聞いてみると、よくなったり、悪くなったりするそう。おかしいと思い、「何時に飲んでいるの? ちゃんと3時間空けてから、ご飯を食べている?」と聞きました。

すると、「水を飲んだ後に薬を飲んでいる」と言ったので、水を飲んでから3時間空けて薬を飲むようにと勧めたところ、効果があったようです。検診に行ったら血圧が135に下がり、体の調子も良くなったと言っていました。その後、**血圧は安定していると聞いています。**顔色が良くなり、つやが出ていました。

■心筋梗塞　冬場に多く発症し、時間帯別では朝方に多い病気。特に温度差が生じる場所が極めて危険と言われる。また日常生活習慣、特に高血圧、高脂血症、喫煙、糖尿病、肥満との関わりがあるといわれる。一刻を争う重篤な疾患であり、発症後できるかぎり早急に病院へ行き、治療を始めることが重要。

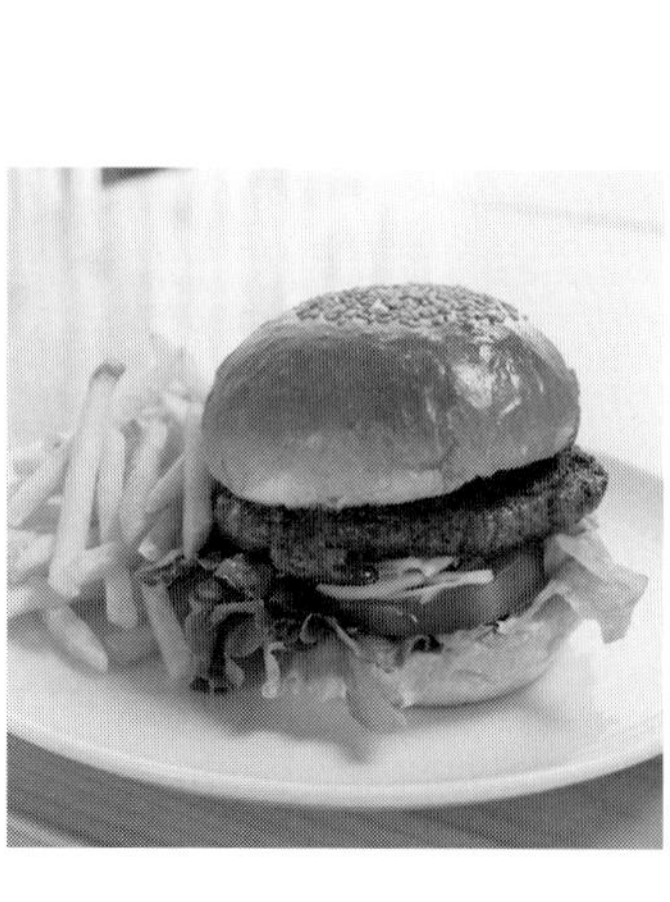

科学的な根拠を保証することはできません

水を飲んで症状が改善され、**「体調が良くなった」と感じるのは、高血圧、糖尿病、便秘、痛風の人です**。とにかく、「ダメ元でやってみられ」と。元手も要らず、副作用もないのですから、試してみる価値はあります。もちろん、がんなどで重い症状が出ている場合は別です。でも、慢性の病気による不調を抱え、「何をしてもよくならない……」と苦しんでいる方は、信じてやってみてほしいのです。

逆に、水を飲んで体調が悪くなった方は、やめてくださない。私は医師ではないので、皆さんの健康について**科学的な根拠を保証することはできません**。あくまでも、自分の体験からお勧めしているのです。長年苦しんでいた関節リウマチがよくなり、勧めた方のほとんどが「良くなった」と喜んでくださった。それが「毎朝1杯の水飲み健康法」の根拠です。


「水を飲むようになったら、肌がカサカサだったのが治ったわ」

「肌つやが良くなり、若返ったと言われてうれしい」

「二日酔いになりにくくなったよ」

「ありがたいね。北野さんの家の方に足向けて寝られんわ」

「体が軽くなったよ」

「朝の食事がおいしく感じられます」


感謝の言葉をいただくたび、自分のことのように嬉しく思います。「毎朝1杯の水飲み健康法」をお伝えしてよかったなと。健康な人でも、やってみると何らかの成果があると言ってくれます。薬が効くように、すぐに痛みが取れたり、やせたりするようなものではありません。しかし、「**1日が気持ちよく過ごせるようになった**」。そう思っていただけるだけでも、効果はあると思うのです。気持ちよく過ごし、元気でいられるのですからね。若い方にもお勧めです。

■痛風　尿酸が体の中にたまり、それが結晶になって激しい関節炎を伴う症状になる病気。医学研究が進み、薬も開発されたため正しい治療を受ければ全く健康な生活が送れる。しかし、放置すると激しい関節の痛みを繰り返したり、体のあちこちに結節ができたり、腎臓が悪くなったりする。

健康診査受診結果						
カナ氏名	キタノ　ハルヒコ				健診年月日	2018年06月15日
生年月日	昭和13年01月14日	性別・年齢	男	80歳	報告日	2018年06月21日
同時健診					受診券整理番号	18100003565
既往歴	貧血				服薬歴	
					喫煙歴	なし
					飲酒	時々
					特定健診ID	2009003622957
自覚症状	特記事項なし					
他覚症状	特記事項なし					
乳ビ　なし　溶血　なし						

メタボグラフ

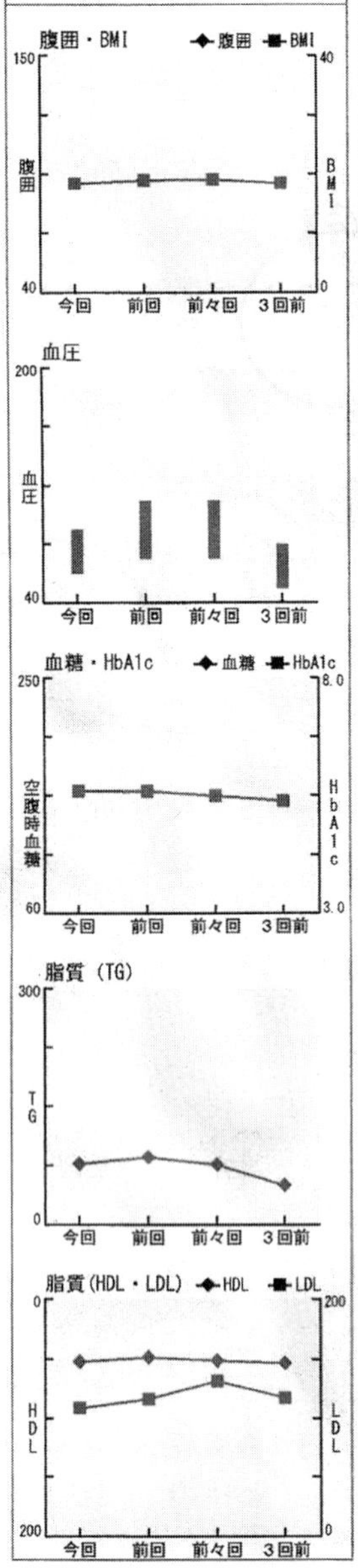

項目		基準値	今回	前回	前々回	3回前
			18年06月15日	16年10月13日	15年10月22日	13年09月30日
メタボリックシンドローム判定		−				
保健指導レベル		−				
身体測定	身長		161.2	161.6	161.5	161.5
身体測定	体重		48.0	50.0	50.0	48.5
身体測定	ＢＭＩ	18.5 − 24.9	18.5 A	19.1 A	19.2 A	18.6 A
血圧	収縮期血圧（その他）	129以下	90 A	110 A	110 A	80 A
血圧	拡張期血圧（その他）	84以下	60 A	70 A	70 A	50 A
尿	尿糖	（−）	− A	− A	− A	− A
尿	尿蛋白	（−）	− A	− A	− A	− A
脂質	中性脂肪（ＴＧ）	30 − 149	78 A	87 A	77 A	51 A
脂質	ＨＤＬコレステロール	40以上	52 A	48 A	51 A	53 A
脂質	ＬＤＬコレステロール	60 − 119	109 A	117 A	H 132 B	118 A
肝機能	ＧＯＴ（ＡＳＴ）	0 − 30	20 A	22 A	20 A	16 A
肝機能	ＧＰＴ（ＡＬＴ）	0 − 30	12 A	14 A	15 A	12 A
肝機能	γ−ＧＴ(γ−ＧＴＰ)	0 − 50	22 A	24 A	21 A	22 A
血糖	ＨｂＡ１ｃ（ＮＧＳＰ）	5.5以下		H 5.6 B	5.5 A	5.4 A
血糖	ＨｂＡ１ｃ（ＮＧＳＰ）	5.5以下	H 5.6 B			

112-00　社団法人魚津市医師会（富山県後期高齢者医療広域連合（魚津市））　003178-000017

第3章

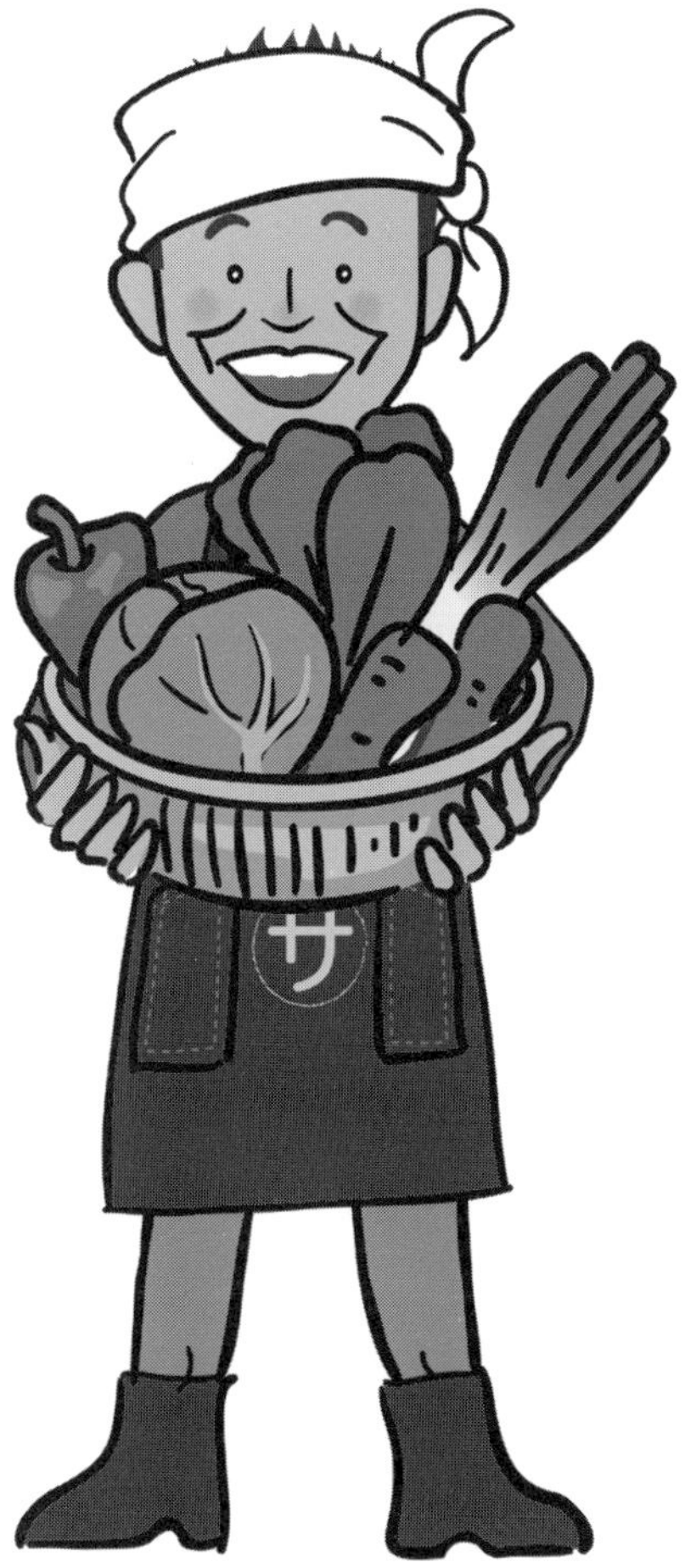

「毎朝1杯の水飲み健康法」を実践しながら、私が日々どんな生活を送っているかをお伝えしたいと思います。**起きて水を飲み、ひと仕事してから朝食。**午前中は配達などで忙しく動き回り、昼過ぎに昼食をとってからは、ゆったりと過ごす。月に１度はゴルフをすることもあります。夕食の後は早めに眠る。**こんな生活を 65 年間、続けてきました。**

ポイント③

「毎朝1杯の水飲み健康法」のポイントは、目覚めたらすぐ水を飲み、朝食まで3時間は何も口にしないということです。この間隔が1、2時間だけでは効果がありません。お腹がすっきりして「食欲が出た」と感じる人もいるでしょう。でも、**気をつけていただきたいのは、食べ過ぎないこと。食事は腹八分目で、バランスよく。**水を飲むことだけでなく、規則正しい生活を送ることで、体にいいリズムが生まれるのです。

「1杯の水」は水道水でも井戸水でもいいんです

「毎朝1杯の水飲み健康法」について詳しくお伝えしますね。午前5時に起きてすぐ、コップ1杯の水を飲みます。**水道水でも井戸水でも何でもいいんです**。私は、水道の蛇口をひねって、出てきたままを……です。**250ミリリットル**。私は身長162センチ、体重50キロです。大柄な人には、「350ミリリットルぐらい飲んだらいいですよ」とお伝えしています。冬場なら、お湯を混ぜてぬるま湯を飲むのもいいと思います。

水を飲んだら、仕事へ。車に乗って配達に行きます。野菜の持ち運びも自分で。ずっと、です。何も食べずに仕事をするから、もちろん空腹を感じますよ。でも、これが大事。1杯の水を飲んで、胃腸を目覚めさせ、すっきりした状態で、胃を空っぽにして、3、4時間働く。この**空腹な状態を保つ時間こそが大事**だと思っています。胃を休ませる時間になっているからです。

午前9時になったら朝食を取ります。メニューは、米飯2杯に、みそ汁。具は、豆腐やわかめなどですね。あと焼き魚とか、卵、納豆、漬物、おひたし、野菜の煮物などの中から、あるものをいただきます。富山県人にはおなじみの「とろろ昆布」も好きですね。**食後にはほうじ茶を飲みます**。番茶とか煎茶より、いいんですよね。食後は仕事に戻ります。それからまた4、5時間、配達です。

昼食は午後2時ごろ。仕事を終えてからです。メニューは主食が米飯なら1杯、このほか、野菜の煮物や納豆など。ラーメンなどのめん類や、カレーライスを食べることもあります。

そうそう、八百屋をやっていながら生野菜は食べないんですよ。ちょっと下痢気味になっちゃうから。お通じは2日に1度程度です。干したものを食べるとちょっと、便秘気味になる時も……。とはいえ、便秘の経験はあまりありません。胃腸は基本的に、あまり

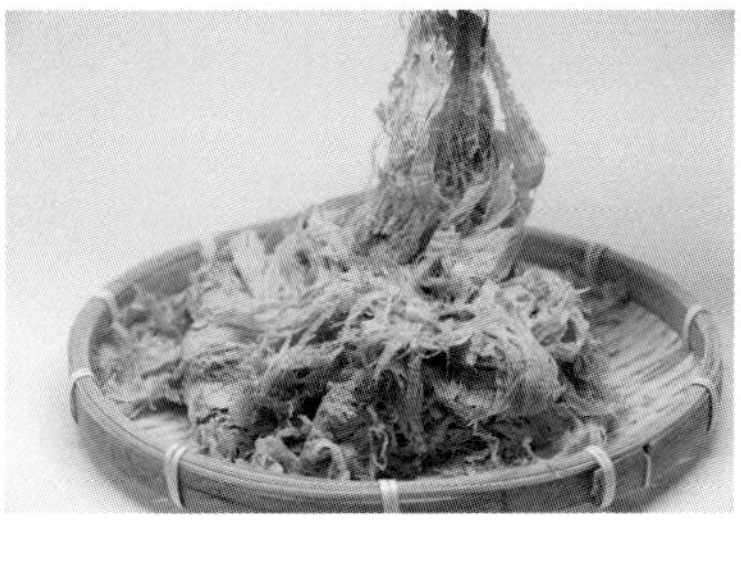

■**とろろ昆布**　昆布を薄く削ったもの。全国的にはとろろ昆布というと「白とろろ」のこと。肉厚の昆布の表面外側だけを削ったのが「黒とろろ」で、ほのかな酸味がある。昆布に含まれるミネラルは牛乳の約23倍。カルシウムは約7倍、鉄分は約39倍も含まれている。

丈夫ではないように思います。しょっぱいものを食べると、頭が痛くなることも。神経性リウマチになった後、サケ、ジャガイモ、サバを食べるとアレルギーが出るようになりました。好き嫌いというよりは、**体調が悪くなるので食べられないものが結構あるので、気をつけています。**

昼食後はテレビを見るなどして、ゆっくり過ごします。月に1、2度はゴルフに行くかなあ。スコアは100前後です。入浴をするのも、午後のこの時間。でもね、毎日は入りません。血圧が低いからでしょうか。毎日入ると体がなまる感じがするのです。1日おきぐらいかなあ……。

食事、運動、入浴、休息などは、自分が「心地いい」「ちょうどいい」と思える感覚を探りながら、生活習慣にしていくことが大切です。人から言われたこと、自分で思いついたことを、実践しながら自分の生活や感覚に合わせて、微調整していくのです。

午後7時ごろに夕食です。メニューは米飯2杯とみそ汁、野菜の煮物、豚や鶏などの肉類です。牛肉は食べないんですよね。酒を飲むと頭が痛くなるので、晩酌の習慣はありません。

私の食生活についてほかの人に話すと、「たくさん食べますね」と言われます。朝・夕2杯ずつ米飯を食べるからでしょうね。食事の量は若い時分からほとんど変わっていません。普通、年齢を重ねると食欲がなくなるものなんでしょうけれど……。**体形も全く変わらないでいます。**

午後9時ごろには就寝します。**睡眠時間は若いころから8時間ほど。**しっかり寝ないとダメなんです。ストレスを感じて眠れなくなることはほとんどありませんが、夜に眠れなかった日は、翌日の午後に昼寝をするようにしています。読書の習慣とかもないしね。無理をしないことが大事です。

■睡眠時間　健康や長寿に関係する最適な睡眠時間は7時間だという知見が得られている。米国で行われた寿命と睡眠時間の関係を調べた大規模な調査では、睡眠時間が7時間の人が最も死亡率が低く長寿であった。個人差はあるが、短くても長くても、寿命が短くなるという。心臓病の発生率と睡眠時間の関係を調べた研究では、7～8時間睡眠の人が最も心臓病になりにくいという結果が出ている。

慣れるまでは3カ月から半年かかるでしょう

「毎朝1杯の水飲み健康法」のポイントは、目覚めたらすぐ水を飲み、朝食まで3時間は何も口にしないということです。この間隔が1、2時間だけでは効果はありません。体重が50キロ以下の人は250ミリリットルから300ミリリットル、50キロ以上ある人は300ミリリットルから350ミリリットル飲むといいと思います。

朝起きてすぐは、水を飲みにくいと思います。**慣れるまでは3カ月から半年かかるでしょう**。でも、苦手意識を克服した後は、体が水を要求するようになります。そうすると、水を飲むことが1日の始まりの習慣になります。

水を飲むと胃腸の働きがよくなるので、朝食がおいしく感じられます。でも、食べ過ぎてはいけません。**くれぐれも今までと同じ量を食べることを心掛けてみてください**。そうしないと、太ってしまいますからね。

「毎朝1杯の水飲み健康法」を始めて、真っ先に効果が現れるのは、胃腸です。3、4日で、便通が改善され、**便秘気味だった人は良くなるでしょう**。血圧や血糖値はおよそ1カ月で変化が見られ、糖尿病は2カ月ぐらいで症状が改善されます。これらは私が水を飲むことを勧め、それを実践した人の例ですので、個人差はあるかもしれませんがね。

お金がかからず、無理なく続けられる「毎朝1杯の水飲み健康法」ですので、症状が悪化したり、悪い影響が出たりはしないと思いますが、**もし何かあったらすぐにやめ、医師に相談してください**。おのおのが納得し、ご自身の責任でやっていただきたいと思います。

続いて、私の生活習慣をイラストで紹介します。また、家族や知人が「毎朝1杯の水飲み健康法」によってどのように変わったかもお伝えしていきます。身の回りの人が、元気なのは嬉しい。「毎朝1杯の水飲み健康法」で私は、きょうも元気に働いています。

■便秘　腸内に大便が長期間溜まった状態。腸内細菌に悪い影響が及ぶ。大便が栄養源となって悪玉菌が増殖し、発ガン物質、発ガン促進物質、アンモニア、硫化水素などの有害物質や、ガスを発生させる。便秘が続くと、それらの有害物質はどんどん腸壁から吸収されて血液中を巡るので、肌荒れや病気にもつながると考えられる。

元気

5:00 起床

起きてすぐ、
コップ１杯の水を飲みます。

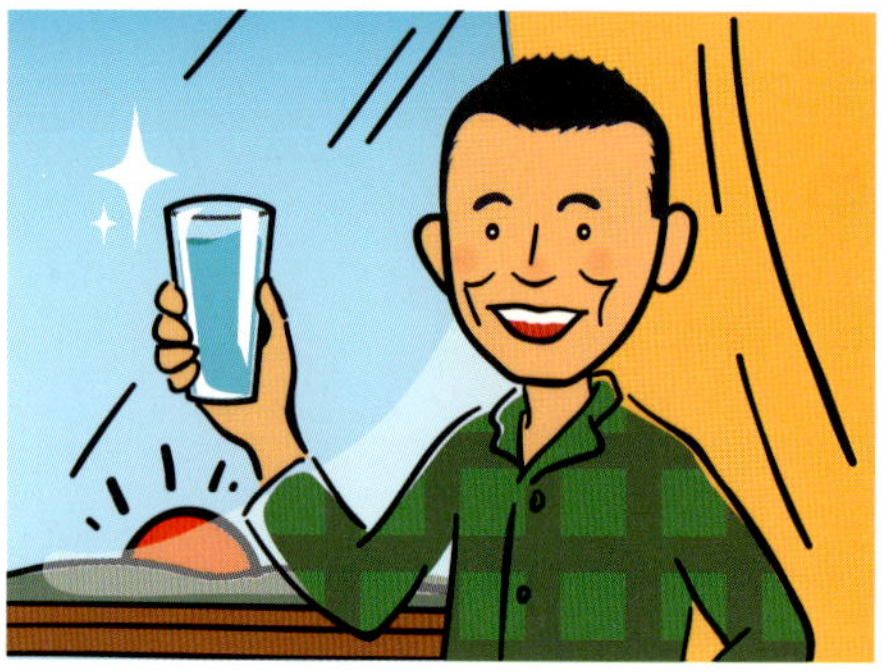

車に乗って野菜の配達へ。空腹を感じますが、朝食までは何も口にしません。水を飲んで胃腸を目覚めさせた後、すっきりした状態で体を動かすことが大切です。

POINT

私は水道水をそのまま飲みますが、冬場なら少し温めてもいいと思います。私は身長162センチ、50キロで 250ミリリットルの水を飲みます。大柄な方なら 300 ミリリットルぐらい飲めばいいでしょう。

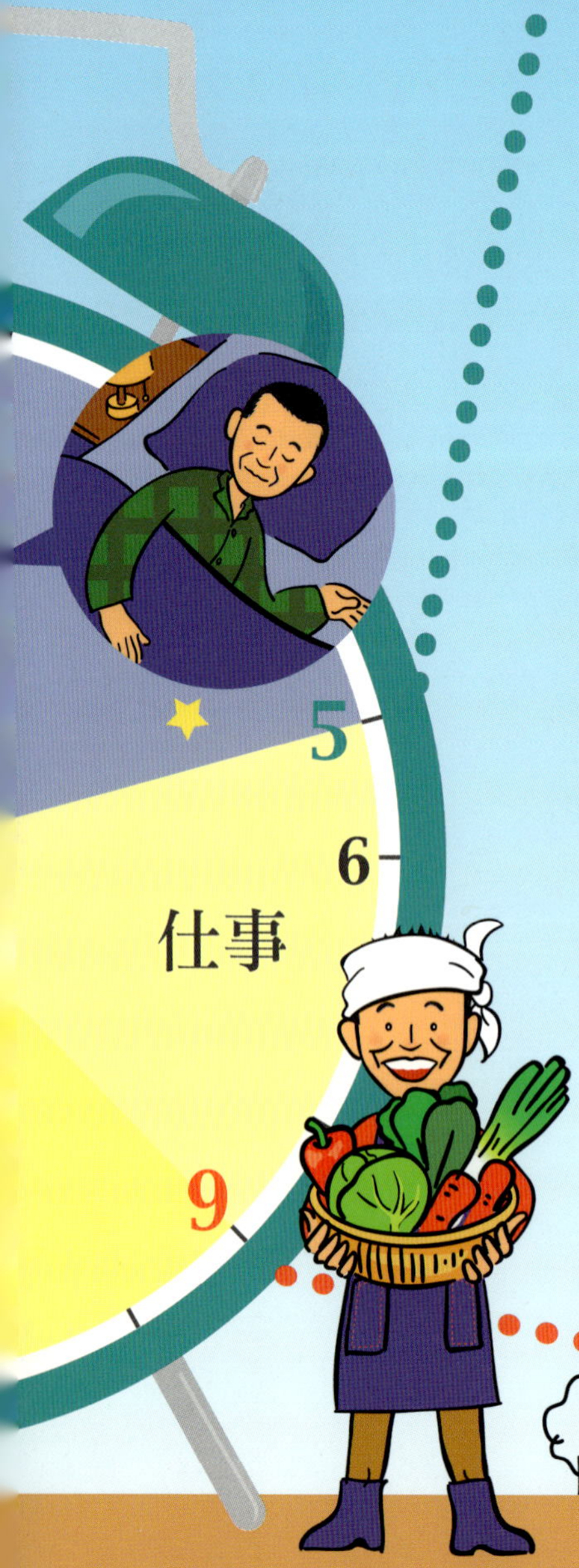

9:00 朝食

朝食のメニューは、米飯２膳に、豆腐やわかめなどが入ったみそ汁、焼き魚、野菜の煮物、とろろ昆布など。食後にほうじ茶を飲みます。

毎朝 水1杯
80歳、きょうも

私は毎朝、水を１杯飲みます。空腹は感じますが、４時間働いてから朝食をいただきます。食事、睡眠はたっぷりと。運動や入浴は自分の体と相談して行い、喫煙・飲酒はしません。80歳まで毎日、仕事を続けてこられたのは規則正しい生活を送ってきたからだと思います。

21:00 就寝

睡眠時間は若いころから８時間ほど。ストレスを感じて眠れなくなることはほとんどありませんが、夜に眠れなかった日は、翌日の午後に昼寝をするようにしています。

19:00 夕食

夕食のメニューは米飯２膳とみそ汁、野菜の煮物、豚や鶏などの肉類です。酒を飲むと頭が痛くなるので、晩酌の習慣はありません。

14:00 昼食

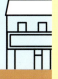

仕事を終え、昼食を取ります。メニューは主食が米飯なら１膳、ラーメンなどめん類を食べることもあります。このほか、野菜の煮物や納豆など。

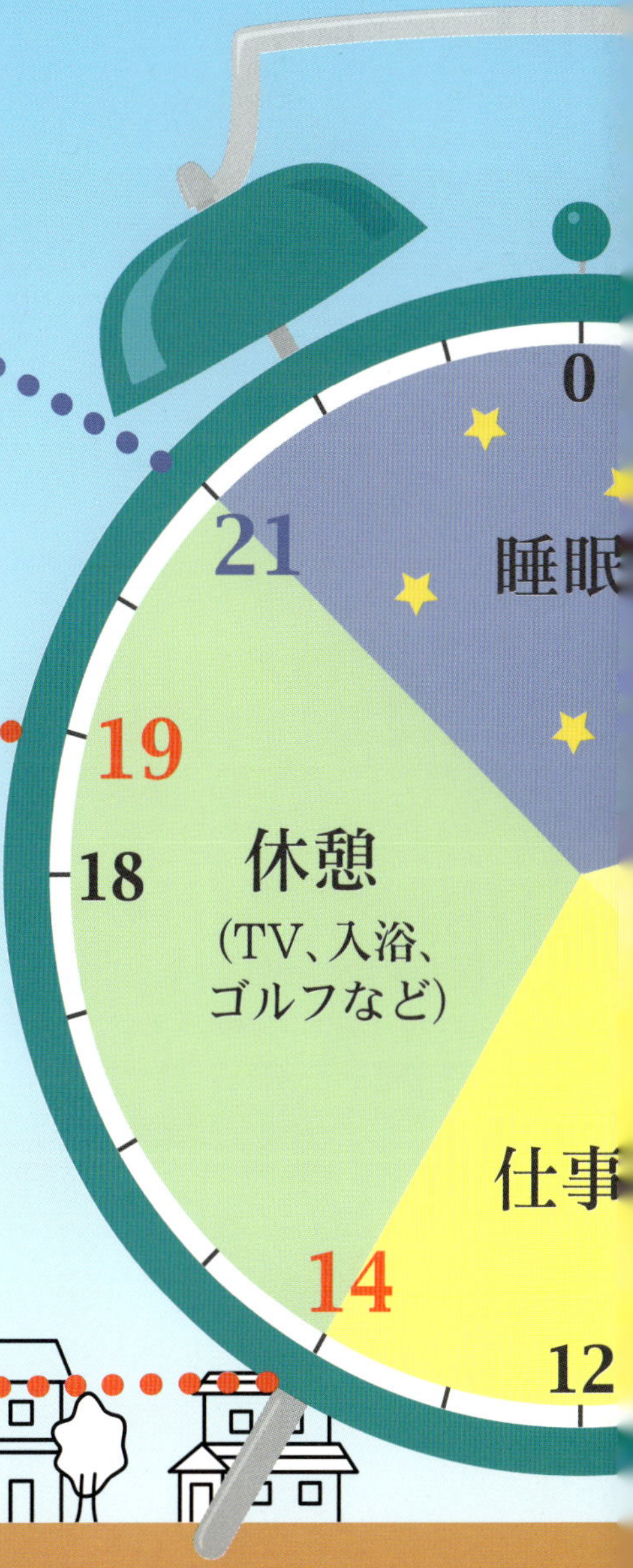

第4章

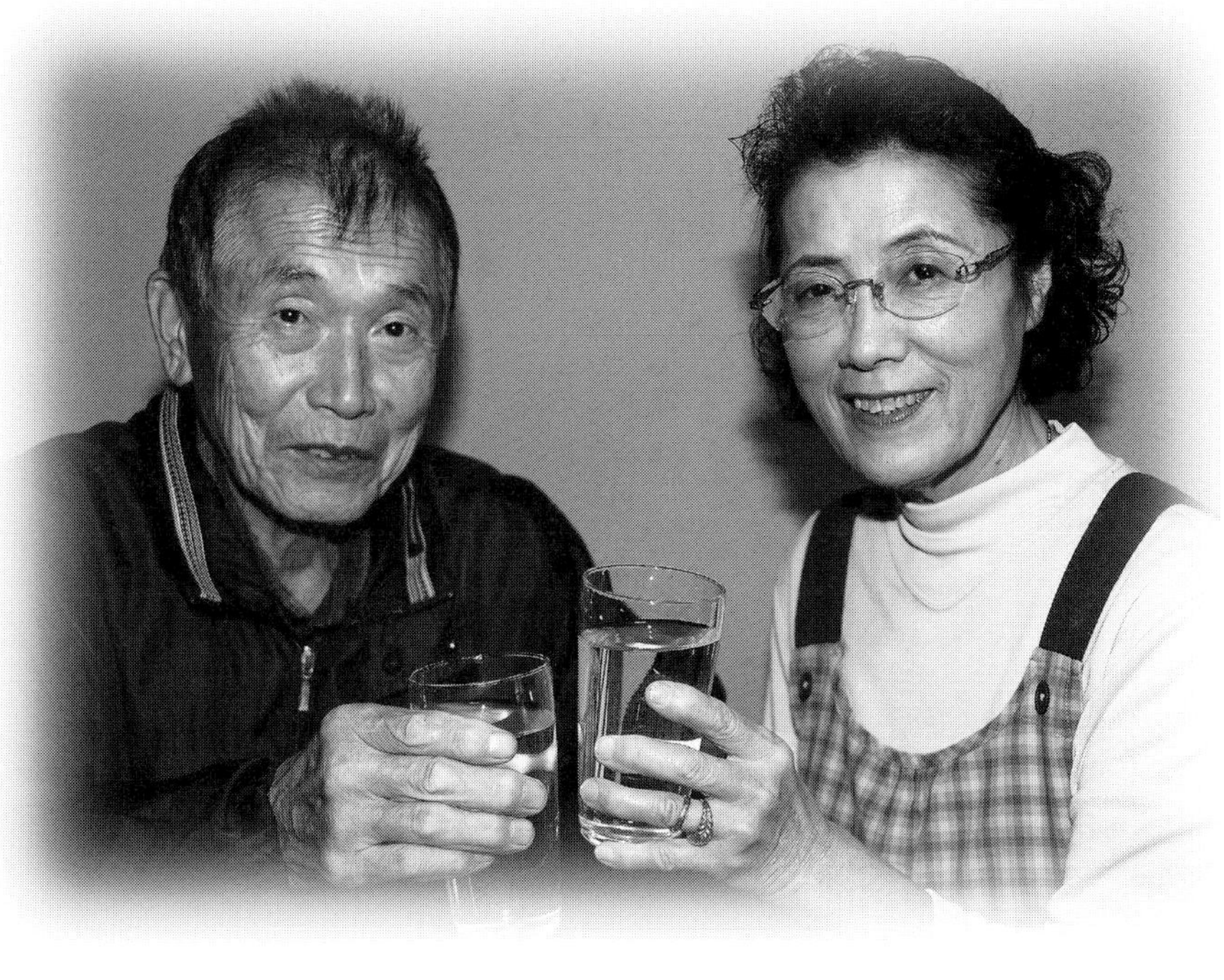

北野　正子さん
1942年11月30日生まれ。
20年位前から**膠原病**になり、夫に水飲み健康法を勧められました。夫があまりにも熱心に勧めるのは困ったものですが、「毎朝1杯の水飲み健康法」のおかげで**小康状態**を保っていると思っています。「無病息災」ならぬ「一病息災」なんでしょうかね。早い段階で自分の病気や体質が分かったから、**無理をしないよう**に生きてきたんです。

北野春彦さんより

「毎朝1杯の水飲み健康法」の効果を伝え、10人に勧めたら8人は「何を言ってんだよ」といいます。しかし、何らかの病気を持っている人は「やってみようかな」と思ってくれる。自分もそうでしたが、**何かの病気で苦しんでいる人こそ、真面目に自分の健康を考えるの**です。妻もそうでした。だから元気な人は、「自分は健康だから大丈夫」と**過信しないで**、日々の生活習慣を見直すことが大切だと思っています。

小康状態を保っていられるのは水を飲んでいるおかげ

20年ほど前から膠原病になり、夫に水飲み健康法を勧められました。黒部市民病院に富山医薬大（現富山大）の先生が週に2回、来ていたのです。そこで１９９０年、富山医薬大附属病院に20日間ぐらい入院しました。**血液などを調べてもらったら「膠原病の疑いがある」と言われました。**

子どもの時から手が冷たくて、よくしもやけになりました。また、父は30代で関節リウマチになっています。父は東京で仕事をしていたんですけれど、病状が悪化したため故郷の魚津市へUターンしてきたんです。私は9人きょうだいです。東京で6人が生まれ、富山に戻ってきてから3人生まれた女の子のうちの1人です。血液型は父がO型、母はA型。兄姉妹は皆、A型なんですが、私1人O型。だから私だけ、父の体質を受け継いでいるのだと思います。

膠原病にもいろいろありますよね。症状もいろいろです。１９６５年、23歳で北野の家へ嫁に行きました。それからいろいろ、**体に無理をかけることをしてきたんだと思います。**立ち仕事、水仕事……。67年に子どもを産んだ後は、魚津のステーションデパートの中にある支店でレジ係をしていました。ここはとても冷房が効いていた。本家に来てからも惣菜作りや水仕事、漬物づくりなど、体が冷える仕事ばっかり。もともと父の体質を受け継いでいた私は、膠原病のような症状が出たのだと思います。

出産後1カ月くらいで実家からこちらに戻って来て、仕事に復帰しました。そうすると体のしびれなどが出てきて、腰も痛くなり、体調を崩してしまいました。無理ができない体なのだと分かりました。何もならない人は、そのままずっと健康なんですけどね。土間で長靴を履いて、長い間水仕事をしたりしていた。体に合わない仕事をすると、不調が出るものです。**整体に行ったり、接骨院に行ったり、鍼灸に行ったりといろんなことをしてきました。**

■膠原病　真皮・靱帯・腱・骨・軟骨などを構成する蛋白質であるコラーゲンに全身的に障害・炎症を生じる様々な疾患の総称。関節リウマチは代表的な膠原病である。全身性の「自己免疫疾患」と理解されており、「自己免疫」のシステムに狂いが生じ、自分の体の一部を攻撃。自分を攻撃するリンパ球は、全身の関節、皮膚、肺、腎臓などに流れていくと、そこで臓器障害を生じ、膠原病に属する病気が発症する。

検査をすると、肝臓も悪かった。40歳を過ぎた時に健康診断で引っかかりました。**膠原病は特定疾患ですので、都道府県による公的な助成（公費負担医療）を受けることができます。**診断は受けましたけれど、病気が悪くなって入院をしたことはありません。私の場合は小康状態を保っています。

このように小康状態を保っていられるのは、夫に言われて、水を飲んでいるおかげではないかと思っています。薬は飲んでいますが、ステロイドは使ったことがありません。手を見てください。水仕事をして、ずいぶん荒れていますでしょ。ボロボロですが、硬くはなっていません。70歳を過ぎましたから、少しは指が曲がってきていますけれど、大丈夫。**膠原病の人は指が曲がって硬直した状態になっている人が多いですよね。**私の場合はそれほど、ひどい状態にならないで済んでいます。

1990年ごろから「毎朝1杯の水飲み健康法」を続けています。夫は起きて水を飲んでから、食事まで3時間空けろと言います。でも、なかなかそれがちゃんとできないこともあります。2時間ほどしかない時もある。とはいえ、2、3時間は空けています。朝方、目を覚ましたら水を飲みに行って、それから2、3時間眠るのです。そうやって続けています。

体調はいつも安定しています。疲れて何もできないということはない。長い間、夫と2人だけだったけれど、娘と孫も同居するようになりました。家族が3人増え、仕事も増えました。毎日、忙しいです。娘は仕事に出ていますから、私は家事を担っています。嫁と違って、遠慮がありません。だからやることがいっぱいある。大変です。**でも、ヘトヘトになって、どうにもならないということはないのです。**

「毎朝1杯の水飲み健康法」、最初のころは適当にやっていました。でも、ここ20年は「ちゃんと水を飲んでみよう」「飲むと体が調子いいな」と思ってやっています。うちの人、水のことばっかり言うでしょ？　親戚が集まると、私の姉妹にも水のことを得意になってしゃべっている。「だから、もう言わんといて。わかったから」と言うこともあります。その口ぶりには、少々うんざりしているのですが、水が体にいいとは思っているんです。

■特定疾患　厚生労働省が特に定めたもの。原因不明で治療方法の確立されていないもの、後遺症のために社会復帰が困難になるもの、慢性化・長期化によって家族の経済的・精神的負担が大きくなるもの、症例が少なく研究が進んでいないものなどが指定される。経過が慢性にわたり、家族の経済的・人的・精神的負担が大きい疾病として調査研究の推進・医療施設の整備・医療費自己負担の解消などの対策がとられている。

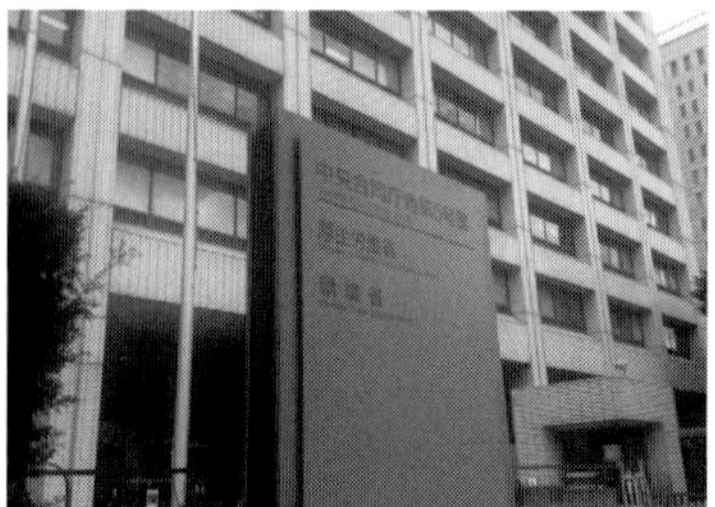

いくつかの健康法も実践し、無理をしないで生きる

ほかにも接骨院に行ったり、サンドバスに入ったりもしています。**サンドバスで汗をかく習慣は10年間、続けています。**体の毒素が出ていく。また、今は行っていないけれど、整体には12年通っていました。水を飲むこと以外にもいくつか続けている健康法はあります。でも、スポーツとかは何もしていないんです。休みもないし、時間もないから。

自分は体が丈夫ではない。無理をしたらすぐ調子が悪くなる体質であるということをちゃんと意識して、「毎朝1杯の水飲み健康法」と、いくつかの健康法を組み合わせて、自分の**体をいたわり無理をせず働いてきたのです。**だから膠原病は悪化しなかったと思っています。

■**サンドバス**　砂風呂。免疫力のアップ・活性化、ダイエット、美肌効果、デトックス、ホルモン分泌の正常化、疲労回復、発汗作用、老廃物を排出、冷え性改善、血液循環の向上、肩こり・関節の痛み改善、心身のリラクゼーション、過酸化資質を減少することにより血流を増強、細胞を強力に賦活化するなどの効果があるとされる。

私たちの仕事は早起きだから、「毎朝1杯の水飲み健康法」を実行しやすいのですが、サラリーマンは大変ではないでしょうか。朝起きて、水を飲んで、食事まで3時間空けるということを習慣にするのは、難しいですよね。午前7時に起きている人なら、一度4時に目を覚まして水を飲んで、また眠って、そして朝起きてご飯を食べる……という生活にしなければいけませんからね。

膠原病の症状としては7年ほど前から「**シェーグレン症候群**」**が現れるようになりました。**眼や口などの粘膜の異常な乾燥が特徴で、唾液が出にくいのです。だからガムを噛んだり、梅干しをかじったりしています。また、「全身性強皮症」とも言われています。寒くなると指先が冷たくなっていくのです。膠原病の診断書を毎年、医師に書いてもらいますが、安定した状態であると言われます。強皮症も幸いにも進行していませんし、関節リウマチにもなっていません。通院中に出会った中には、若くして膠原病で亡くなっていく人もいらっしゃるのです。私はいくつかの症状が出てはいるものの、悪化はしていない。糖尿病の傾向も少しありますが、**これも歩くことを習慣づけて続けることで悪化はしていません。**

夫はね、貧血気味なんですよ。生野菜も食べない。すごく偏食です。アレルギーがあるので、食べられないものがたくさんあります。私は結婚したら5キロ太りましたけれど、基本的に間食はしませんし、糖尿の数値が少し上がって薬を飲んだことがあり、その時5キロ痩せました。逆に、太る方もいる。**「一病息災」なんでしょうかね。**早い段階で自分の病気や体質が分かったから、無理をしないように生きてきたんです。

基本的に規則正しい生活を送っています。朝・昼・晩とご飯を食べ、お酒やタバコはやらない。毎晩10時半には寝て、朝の5時半から6時に起きます。睡眠時間は7時間ほど。もう少し睡眠を取れたらいいなぁと思うけれど、不足はしていないでしょう。起きてしまえば大丈夫なんです。昼寝をすればいいのかもしれませんが、事務仕事をしていたら、休憩をとる時間もありません。事務仕事はねぇ、いろいろ気を遣って大変です。**自分がもし病気になったらどうするんだろうと思います。**だから体をちゃんとしておかないといけませんね。

「毎朝1杯の水飲み健康法」は、私も実行してますし、すぐ上の姉と下の妹も実践してます。1番上の姉は、もう90歳を過ぎました。その下に男のきょうだいが3人いて、そしてまた姉が3人、そして私、下に1人妹がいます。3人の兄のうち、1番上と3人目の兄は亡くなってしまいました。真ん中の80代後半の兄も「毎朝1杯の水飲み健康法」を実践しています。胃腸が悪くて下痢気味でしたが、水を飲むようになって少し良くなったと言っていました。

すぐ上の70代後半の姉は、いっぱい薬を飲んでいました。右肩を脱臼して「痛い痛い」と言っていたけれど。水を飲むことでなぜか痛みがなくなっていきました。それを見た下の妹が、水を飲み始めました。彼女は子宮や卵巣を切除する手術をしています。がんではないんですけれどね。うちは総じて長生き。特に女のきょうだいは元気です。

とにかく**食事は腹八分目、生活のリズムは規則正しく。**そして「毎朝1杯の水飲み健康法」。夫が人に勧めまくるのはいかがなものかと思いますが、実践することで、本当に健康でいられていると思います。

■**貧血**　血液は酸素を全身に運搬するが、その能力は血液中の赤血球にある血色素（ヘモグロビン）の量とほぼ比例する。貧血とは赤血球あるいはヘモグロビンの量が正常より少なくなった状態で、酸素の運搬が十分に行われなくなると、あらゆる組織が酸素不足になり、疲れ、めまいなど、さまざまな症状が出る。

第5章

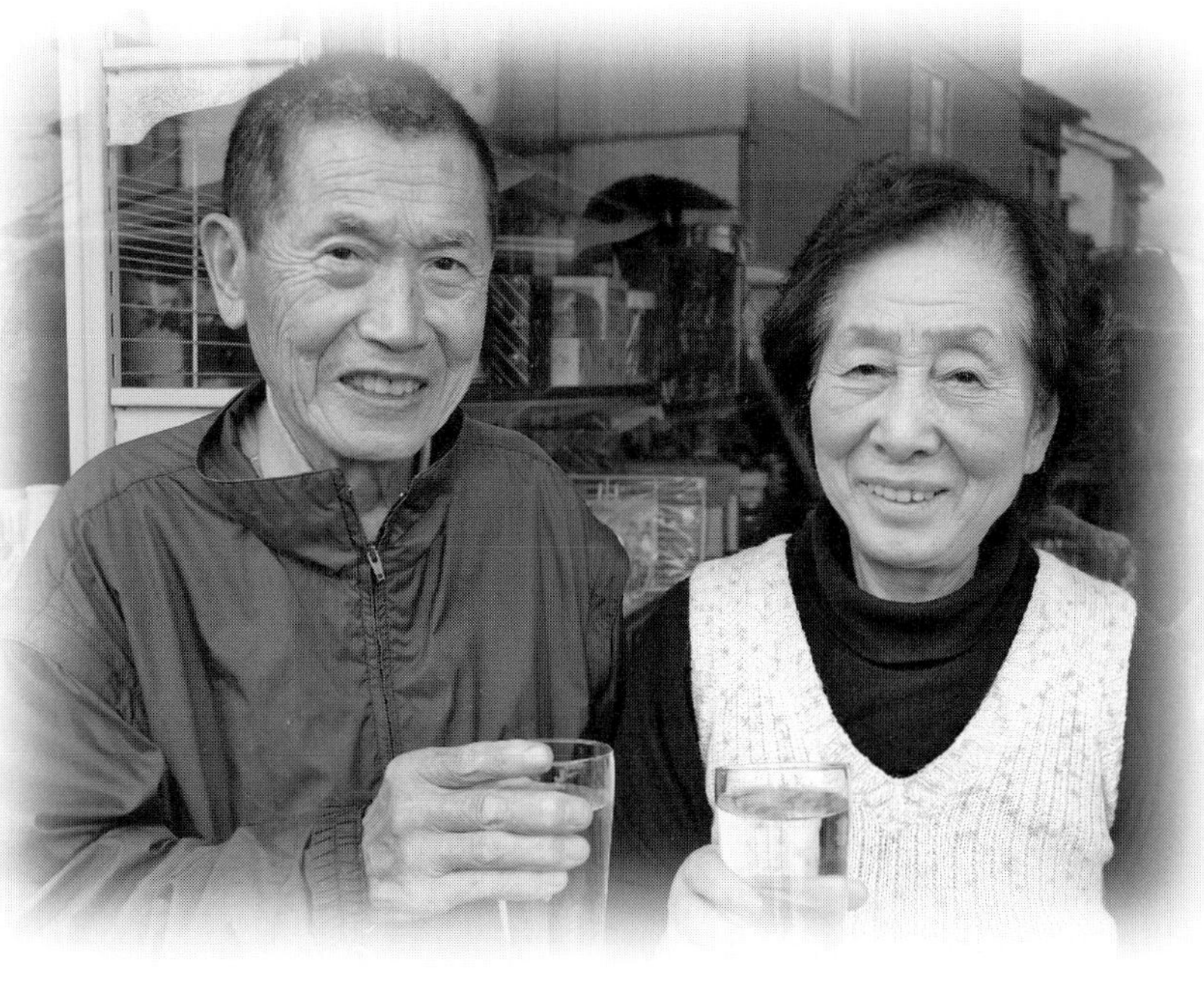

林　富美子さん
1930年9月29日生まれ。
長年、**高血圧**に悩んできました。15年ほど前に北野さんから言われて、「毎朝1杯の水飲み健康法」を始めたがです。店をやっているから、家を空けることができません。だから、どこかに行って体操をするとか、特別に時間を割いて健康づくりをすることはなかった。**家事をしながら、できること**をやったがです。

北野春彦さんより

「毎朝1杯の水飲み健康法」を勧めても、多くの人は、なかなか実行しないもんです。「言っても、水でどうして病気が治ると心の中では思っている。**「林さんは、よく守ってがんばっているなぁ」と思います。**ブラジルの人に水を飲むことがいいよと伝えたら、本国に帰っても「教えてくれてありがとう」って言ってくる人いるよ。**病気がよくなった人は、向こうから「ありがとう」と言いに来てくれますよ。**

でかいと薬をもらって飲み続けるのは苦しいもんや

息子と2人で金物屋をやっています。**血圧は調子が悪いときには上が150から180ぐらいになってしまいます。**薬をもらってのんでいるんです。今のところ、下は70、上が120ぐらい。ちょうどいいところで、収まってくれています。月に1度、町の「かかりつけ医」に診てもらっています。症状が悪くなると、大きい病院に行くんですけどね。まあ、あんまり行かないで済んでいますね。

北野さんとは、夫が慈恵医大で手術をするということになって東京に向かう時、魚津の駅で会ってね。**夫は腹部大動脈瘤を持っていました。**北野さんと北野さんの奥さんも、都内の病院で膠原病を診てもらおうと、親戚の紹介をもらって東京へ行く途中だったそうです。「歳をとると血の巡りが悪くなるよね」なんていう話など、電車の中でいろいろしました。

あれは15年ぐらい前のことですね。お互い魚津市内で店をやっていましたので、顔見知りではありました。北野さんはうちに買い物にも来ておられましたしね。夫は、腹部大動脈瘤になる前にも大腸癌の手術をしていまして、人工肛門でした。富山県内のどこの病院がいいか、いろんな所へ通って診てもらってもいました。**私も夫も、いつも病気を抱えていたんですよ。**

夫は大動脈瘤の手術の後、7年ももったんです。結局4年前に88歳で亡くなりました。自分の誕生日の日に亡くなったんですよ。黒部市民病院でね。2つの大きな病気をして、最後は自分で食べることができず、トイレにも行けず……という状態になりました。そして、**誤嚥性肺炎で亡くなりました。**

「毎朝1杯の水飲み健康法」の話は、東京から帰ってきて「この間、電車の中で会ったねぇ」と話していた時に、うかがいました。お父さんが病気で、私も病持ちで薬いっぱい

■**誤嚥性肺炎**　飲食物や唾液などを飲み込む動作「嚥下（えんげ）」という動作が、高齢になるにつれ機能低下し、本来なら食道から胃へと送られるものが誤って気道の一部である気管に入ってしまう。これが「誤嚥（ごえん）」で、唾液や胃液とともに細菌が肺に入り込んでしまうことによって引き起こされるのを「誤嚥性肺炎」という。

飲んどる。めまいもするし、血圧も高い。**食べ物は、「しょっぱいもん、食べるな」って言われるけれど漬物は好きだし……。**魚や果物とかちゃんととっとるけどね。まあ「体にいいこと、何かしないといけんなあ」と思っていた。そんな生活でした。

「私、いっぱい薬飲んどるわ」って言ったら、北野さんが「だまされたと思って水飲んでみられよ」って。「血圧下がるよ」って。「金もなんもいらんがやから、試してみられ」って言われたが。「毎朝１杯の水飲み健康法」は、朝起きて水を飲んで、３時間もご飯を食べないなんて大変だよね。でもちゃんと守っていますよ。起きる時間はバラバラ。５時半に起きたら6時に起きたり、７時に起きたり。**でも必ず3時間おいてからご飯を食べています。**

店を開ける時間は、昔は朝6時。それでも遅いと言われたもんです。だって職人さんが仕事の前に釘や針金などの建築金物を買いに来るからね。今でこそ扱う商品は家庭金物ばっかりになったけどね。昔はセメントだって置いてたんだよ。今は朝の7時に店を開けています。それでも商売人としては、早いよね。そして閉店は夕方の6時。昔は夜の11時まで開けていました。職人さんが仕事帰りに来るからね。私は１９４８年に嫁に来てきました。**昔はそうやって、朝早くから夜遅くまで働いとったもんやちゃ。**

水の話に戻りますね。北野さんに言われて、すぐにやってみたがです。お腹がすいて途中で何か食べたいと思っても、とにかく3時間待つのを守る。「あと30分待とう」と思ったりしながら、ちゃんと続けています。**やってみてすぐ効果が現れたわけではないがです。**

「毎朝１杯の水飲み健康法」をやっていながら、私は半信半疑でした。医者の薬を飲んでも血圧が高い時は高い。「水でなんて、良くなるもんか」と思っていた。でも薬が増えていってね。増える割には、効かないの。風邪ひくとすぐ血圧が高くなるし、飲む薬の量がどんどん増えてくし。体に良いことなんて全然ない。だから「水で体調が良くなるなら、こんな良いことはない」と思ってやりました。**でかいと薬もらって、飲み続けるのは苦しいもんや。**

■**薬の副作用防止**　厚生労働省によると75歳以上の24・8%は同じ薬局で7種類以上の薬を受け取っている薬の種類が増えると副作用の危険性が高まり、6種類以上で副作用が出やすくなるというデータもある。

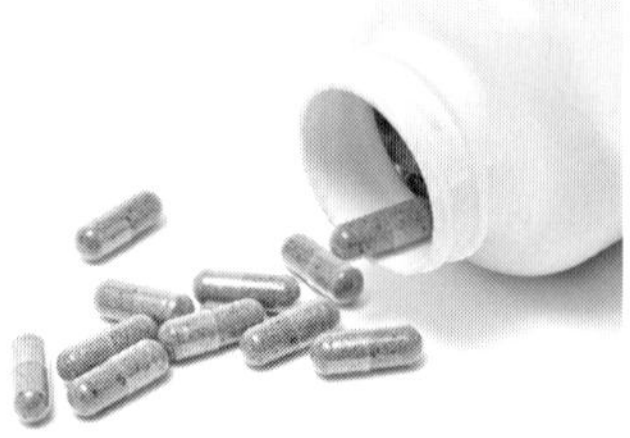

北野さんの言葉には、何か知らんけど説得力があった

私も年取ってきたから、死ぬ時のことを考えるようになりました。突然倒れて、そのまま亡くなってしまえば、それはそれでいいんだけれども、**病院を出たり、入ったりすると、子どもに申し訳ない。迷惑掛けたくないからね。**私が「毎朝1杯の水飲み健康法」を忠実に守るのは、やはり健康でいたいという気持ちからです。「いつまで働けるのかなあ」と思います。

うちの息子は、まだお嫁さんおらんでねー。お父さんは「ほかの仕事をしてもいいよ」って言ったんだけど、店を継いでくれたんやちゃ。だから元気でおって、親として、何かしてやりたいと思うんです。洗濯も誰もしてくれんし。「私が1日でも元気でおらんと、この子かわいそうやわ」と思います。それに周りの人から「**歳の割に若いねー**」「**シミがないねぇ」と言われると、止めれませんよ。**

うちは商売せんなんからね。さっきも言ったけれど、忙しくても、忙しくなくても、いつお客さんが来てもいいように、店を開けておかなければいけないのです。同じような年齢の人はみんな、体操したり、太極拳したり、いろんなことしとられますよ。でも私は、店があるし、忙しいから時間を作ってどこかに行って、**体を動かすことはなかなかできんかった。**

今は昔ほど忙しくはないけれど、洗濯やら、掃除やら、家のことするがが、私の運動ですちゃ。リハビリですよ。教えてもらって運動する教室みたいな場所や、どこやらの先生のところに行って何かを教えてもらってやるなんていう余裕はありません。店を空けられませんからね。

掃除、洗濯、ご飯の用意、店。それだけ働いとったら、体動かしとるが。そして、「毎朝1杯の水飲み健康法」は手軽にできるからね。お金もかからんしね。効果が出なかった

■家事の消費カロリー　連続して行えば、家事も立派な運動になる。体重50kgで30分間連続した動きを行った場合、消費カロリー（キロカロリー）は決して小さくない。床の掃拭き掃除91、掃除機をかける86、調理86、皿洗い47、洗濯（干す、取りこむ、たたむ）105など。

ら、やめるんやけど。ありがたいことに、おかげさまで健康でいられているから、「**水が健康の元だな**」**と思っているわけです。**

水は副作用がないし、たくさんの薬を飲むよりも、きっといいと思っています。やめようとは思わないよ。信じてるからね。朝1杯の水を飲むことは、薬をたくさん飲むことよりも絶対いいはず。北野さんの言うこと、信じてますよ。

「毎朝1杯の水飲み健康法」だけでは不安だから、規則正しい生活ももちろんしていますよ。そして薬も必要な分はやはり飲んでいます。両親は70代まで生きました。当時の人にしたら長生きした方だよね。姉妹は90代まで生きとる。長生きの家系なんだと思います。**いっぱい病気持ってるけれども、何とか生きてきておるちゃ。**

北野さんの言葉には、何かしらんけど、説得力があったね。「**あんた、だまされたと思ってやってみられよ**」って。「**だまされたと思って**」って、**何回も言うがよ。**「毎朝1杯の水飲み健康法」を、いろんな人に勧めておられるね。「血圧が下がった人もいっぱいいるよ」って。

そして規則正しい生活やね。北野さんもそうやもんね。あの人も商売しておられるから、仕事をする中で、健康な生活を心掛けてこられたんやろうね。朝起きたら、何もしないうちに水を飲んでしまう。そして3時間何も食べない。それを守る。それが自分の決まりになっとるがです。

毎朝、飲むのは魚津の井戸水です。水道の水はあんまり好きじゃない。さらし粉の匂いがするからなあ。娘はねー、水にこだわっているんです。だから、熊野古道の水がいいとか、九州のどこの水がいいとか調べて、買ってきたりもするんですよ。いろんな水を試していますす。でも、魚津の水がいいね。時々、「**黒部の名水**」**もいいかなと思うよ。富山の水は、おいしいね。**とにもかくにも、「毎朝1杯の水飲み健康法」のおかげで、体が丈夫になりましたちゃ。

■黒部の名水　黒部市内には約750ヶ所以上の湧水井戸があり、なかでも3000メートル級の山々から流れ落ちる雪解け水を受け止める黒部川扇状地の生地（いくじ）は、水質・水量ともに上質な地域として「昭和の名水百選」「平成の名水百選」にも選定されている。黒部川扇状地湧水は、おいしく良質な湧水として知られる。

第6章

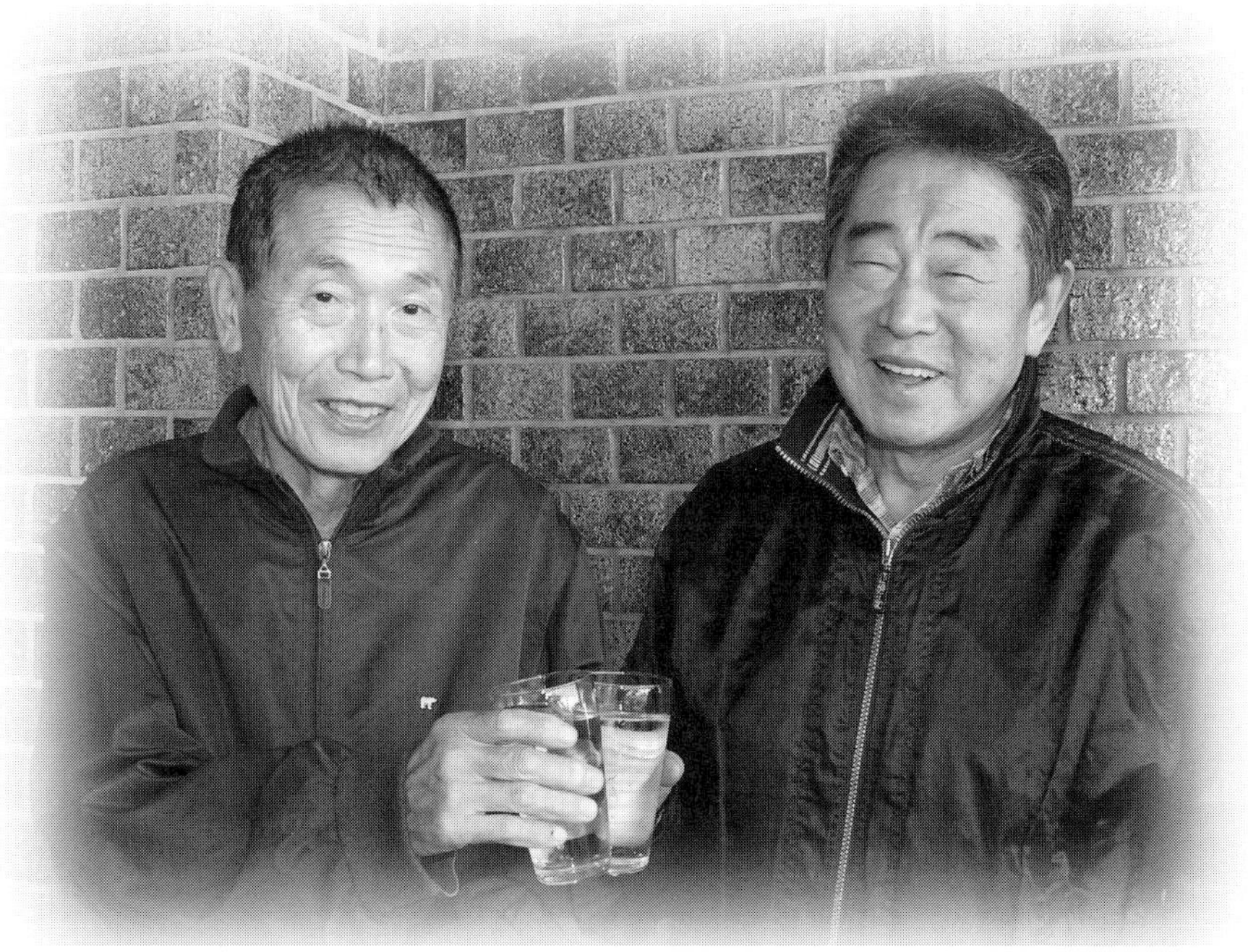

澤田　茂さん
1948年10月14日生まれ
北野さんとは、仕事で毎日、顔を合わせます。「この人なら、悪いこと言わないだろう」という気がして、「毎朝1杯の水飲み健康法」を取り入れました。たばこはやめたけれど、食事や酒は特に制限はしていません。でも、**糖尿病**は悪化しておらず、体調はいいです。北野さんみたいに、**80歳になっても元気に働けたらいいなあ。**

北野春彦さんより

糖尿病や高血圧、膠原病などは「体内の循環」が病状の悪化や改善に影響を及ぼしているのではないでしょうか。これらの病気で苦しんでいる人に、「毎朝1杯の水飲み健康法」をお勧めしています。医者ではないから、「治ります」とは言えないけれど、「続けていれば、良くなります」とは言っています。**水を飲むことで生活のリズムができ、気持ちよく過ごせているのではないでしょうか。**

「糖尿病は一生治らない」と思っていたからね

私はね、魚津市で生まれました。仕事柄、北野さんとの付き合いはもう、50年近くになるね。毎日、会う人の1人です。**年長の先輩ですけれど、友達みたいなもんですね。「春彦さん」と呼んでいます。**私はこの商売では3代目。北野さんのお父さん、知らんけれど、北野さんはうちの父のこと、よう知っとるちゃね。

そうそう、2000年に病院へ行ったら糖尿病だと言われたんです。52歳の時でした。インスリンの注射を打たないといけないことになって。結局、良くなっていったから3カ月で打たなくてもよくなったんですけどね。健康診断で、その人が糖尿病である可能性があるかどうかを判別する数値、**HbA1c（ヘモグロビン・エーワンシー）は、8・3から7・5に下がりました。**

父親も糖尿病でね。数年前に91歳で亡くなりました。病気ではあったけれど、男性としては長生きしたほうだよね。

私、糖尿病ではあるがやけれども、特に食事で何か気をつけとることっていうのもなくて、酒も飲みます。毎日ビール缶350ミリリットルを2本。それに焼酎を水割りで2杯。日本酒は飲まないようにしてるけれどね。**酒は、きっと、やめられん。好きだもんね。**

ある日、北野さんに「糖尿病でしんどい」と言ったら、「水、飲んだらいいよ」と言ってくれた。それが7、8年前だったと思います。当時、糖尿病は、薬を飲んで良くなったり悪くなったりを繰り返していた。**「一生治らない病気だ」と思っていたからね。**「何をやってもそれほどよくはならんだろう」という思いでいました。でも、「毎朝1杯の水飲み健康法」のことを聞いて、やってみようと思いました。

毎朝2時半に起きます。顔洗って、水を飲んで。北野さんから「その後、何も食べたら

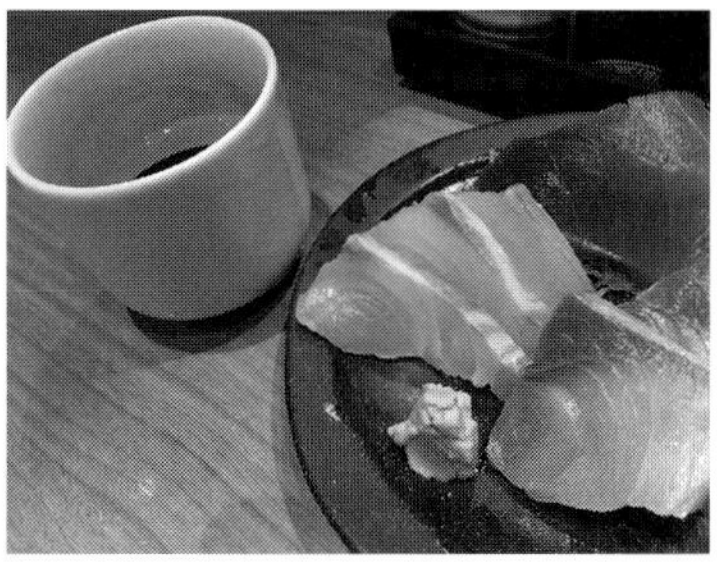

■酒は「百薬の長」 脂の少ない肉、魚、豆腐など、肝臓に活力を与える高タンパク、高ビタミンの肴を摂りながら飲むのが良い。日本酒を1日に1から2合、刺身や焼き魚、豆腐などの和食を肴にという昔ながらの飲酒パターンは、理に適った知恵である。アルコール度数の高い酒を一気に飲んだり、空腹時に何も食べずに飲んだり、また脂肪分の多い肴を摂り過ぎると肝臓に大きな負担をかける。

いかんよ」と言われているので、6時過ぎにおにぎりを食べるまでは、何も口にしないようにしています。仕事中は腹減るよね。**それに仕事柄、果物の味見をしたり、ちょっと何かつまんだりしてしまう。でも、それをしないようにしたんです。**

「とにかく、やってみられ」と言われて。完全に治っていないから、薬飲まなきゃいけないから、だから何かいいことあればやってみようと思ったんです。

糖尿病が少し良くなればいいと。「何でもやってみればいい」と思ったんですよ。お金がかかるわけでもなし、**効果がなかったからといって、損にはなりません。**「ものは試し」という気持ちでした。

北野さんも80歳だよ。すごいね。歳を聞いてびっくりするね。私もあの歳まで仕事できればねぇ。北野さんと10歳違うんだよね。私あと10年、こうやって元気に働けるかなぁ。働けるかなぁ。働きたいよね。

体調的には、ずっといいね。水を飲み忘れると、続かんくなる。今は朝、コップに2杯も水を飲んでいるよ。北野さんより体大きいからね。昔は毎日、血糖値を測り、そのたびに違っていたけれど、最近はこんなもんかなというところで安定しています。

「毎朝1杯の水飲み健康法」のメリットですか。何なんだろうなぁ。体がしんどくなくて、ずっと動くことができているよね。あんまり、疲れないね。あと良かったのは**気持ち的に、「やっている」という自信になること。**だから酒も飲む。好きだからね。こればっかりは止めることができないね。

北野さんと毎日、話をするからね。自分を信じて、人も信じさせて。**この人から「これいいよ」って言われたら、悪くは取らないよね。**そうそう昔、膝が痛くて、グルコサミン何とかって言う軟骨成分を半年飲んだけれど、やめてしまいました。でも水は続いているんだよね。

■BMI　肥満指数（BMI）は適正体重を知るための基準、肥満の目安。BMI値が22前後は最も病気になりにくい数値とされる。**【BMI計算式】**肥満指数（BMI）＝体重：キログラム÷（身長：メートル×身長：メートル）

散歩と「水飲み」以外には何もやっていないよ

起きて水を飲むことは、負担に感じません。いつも身近にあるでしょう。買わなくても水は。だから習慣になっているんだよね。起きて水を飲む。**そして、すぐに食べ物を口に入れないよう、ちょっと気をつければいい。**

私は朝2時半に起きるからちょうどいい生活リズムを作ることができるんです。でも早起きの習慣がない人はやめていく人が多いんじゃないかな。**3カ月ぐらい我慢すればできるようになるよ。**

でも、会社勤めなど普通の生活をしてる人は、なかなか食事を我慢できないんじゃないかなと思います。**水、夏は飲みやすいからいいよね。でも冬は寒いから飲んだら冷たいなぁと思うよ。**「わー、目が覚めた」って思う。でも習慣だからね。もう慣れたよ。

健康のための習慣ですか。タバコをやめてもう12年。「毎朝1杯の水飲み健康法」は5年前からです。もともと長寿の家系なんだよね。父は90を過ぎても生きていたし、母も90を過ぎて、今も健在です。糖尿病を持っているから黒部市民病院へ3カ月に1度定期的に行きます。そしたら肝臓の数値とかいろいろ調べてもらえるからね。**一つ病気があると、いろんなことに気を配るようになる。**

あと健康や肥満防止のために、**ウォーキングをしています。1日50分から1時間。**犬を連れてだったら50分で、1人だけならもうちょっとするかな。夕方の2時半から4時までの間にね。4キロから5キロ歩きます。膝が痛い時は散歩の代わりに自転車に乗っていました。散歩と「毎朝1杯の水飲み健康法」、それ以外には何もやっていないよ。

■ウォーキング　ゆっくり時間をかけながら、体内に酸素を取り入れる「有酸素運動」。体調にあわせた目標を定め、楽しみながらマイペースで持続できることが魅力だ。習慣になれば、我々の生命維持装置ともいえる心肺機能や脳をはじめ、内臓、筋肉、それに精神まで鍛錬し向上させることができる。

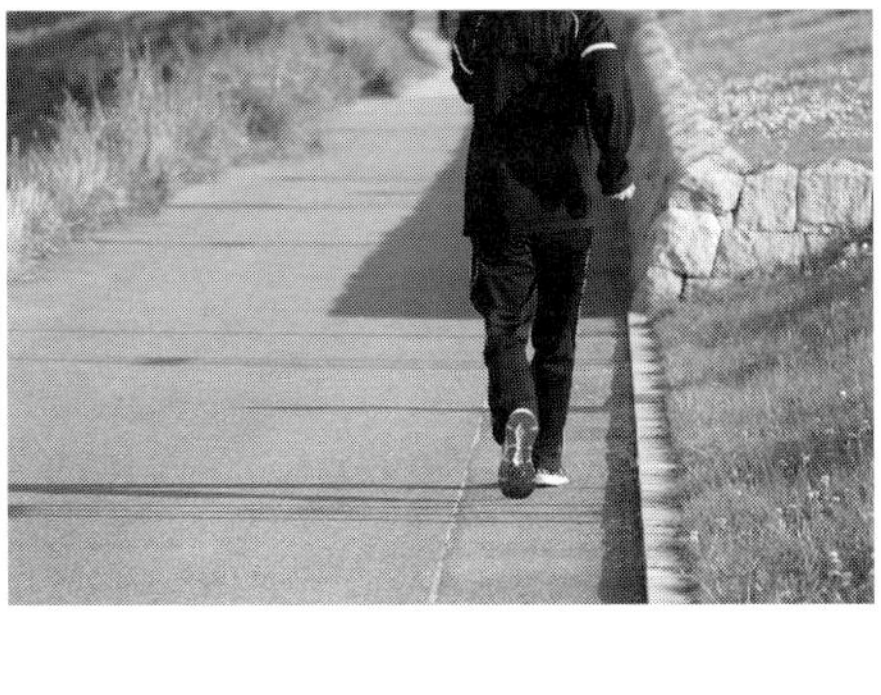

おわりに

北野春彦さんが提唱する「毎朝1杯の水飲み健康法」と、その成果についてご理解いただけたでしょうか？　医師や研究者が水と健康について書いた本を何冊か読むと、北野さんが体験的にたどりついた健康法が、実は理にかなっていると分かります。

「ジュースではなく、コーヒーや、お茶を飲んでいるから、水分補給ができている」という考えではいけないそうです。コーヒーに含まれているカフェインには利尿作用があり、飲むと体内水を尿として排出することになってしまいます。ですので水分補給のためには、何も入っていない水が1番いいのです。水道水、井戸水、ミネラルウオーター……何でも構いません。大切なのは、「水」です。

そして、「今は、健康です」と言っておられる方も、老化により少しずつ、不調が出てくるかもしれません。その原因は、体内水の異常かもしれません。体内水の不足や滞りなどによって引き起こされる症状には、さまざまなものがあるそうです。疲労感やだるさは、軽度の脱水症状や老廃物の貯め込みが原因です。また便秘や下痢は腸の動きが鈍り、体内水のバランスが崩れていることも原因として考えられています。

水を飲み、ダイエットをして脂肪燃焼すれば肥満の解消に有効。また足がむくんでいるからといって、水分を控えることは必ずしも適切ではありません。老廃物を体から出すには体内水の巡りを良くすることが大切だと言われています。

肌荒れはドロドロの血液が肌の状態を悪くするから。また、耳鳴りやめまいがする人は頭部の浮腫が内耳にまで及んでいる可能性があります。物忘れや認知症も老化現象に加えて頭部の体内水が減るために起こると考えられています。このほか、高脂血症やイライラ・ストレス・うつ、関節痛、筋力の低下、骨粗しょう症等も体内水を循環させることで症状症状が改善すると考えられています。知れば知るほど、体内水の重要性に気づかされ

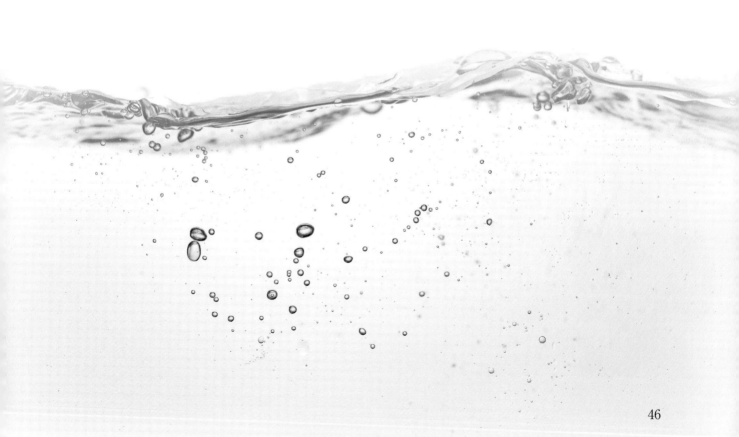

ます。

北野さんの知人・友人の中には、高血圧症や糖尿病の方が何人かいましたね。その方たちに「毎朝1杯の水飲み健康法」を勧めたのは、的を射たアドバイスだったようです。

また、北野さんの「水飲み健康法」は、「どんどん水を飲もう」というのではありません。大量に飲むことによって体の異常を引き起こす場合も。最悪の場合、水を過剰に摂取すると、けいれんや嘔吐、呼吸困難、昏睡状態といった中毒症状が起こることがあるそうです。「朝起きて、コップ1杯」で十分なのです。

朝以外は、体に入ってくる水と出て行く水の量を意識して、無理のないよう量を飲むことが大切です。夏場には、喉が乾いてから飲むのではなく、喉の渇きを意識する前に少しずつ飲むようにしておくことがしておくことが大切です。

急流河川の多い富山県は、美しい自然に恵まれ、水も豊かです。水道水であってもにおいがなく、そのまま飲んでも充分、おいしいと感じます。そんな環境に生まれ育ったからこそ、北野さんは「毎朝1杯の水飲み健康法」を思いついたのではないでしょうか。

水道水だけでなく、「○○の名水」なども時には、口にしてみてください。「毎朝1杯の水飲み健康法」ですっきりとした体ならば、「水の違い」を感じることができるかもしれません。「豊かな水の恵み」を感じながら、100歳まで元気で過ごせるよう、これを機に生活習慣を見直してみてはいかがでしょうか。

最後にもう一度。「毎朝1杯の水飲み健康法」のポイントは、「毎朝」「コップ1杯」「食事まで3時間空ける」の3点です。北野さんは、何十回となく強調されました。力を込めて、何度も、何度も。くれぐれも、お忘れなく。

聞き書き・若林　朋子

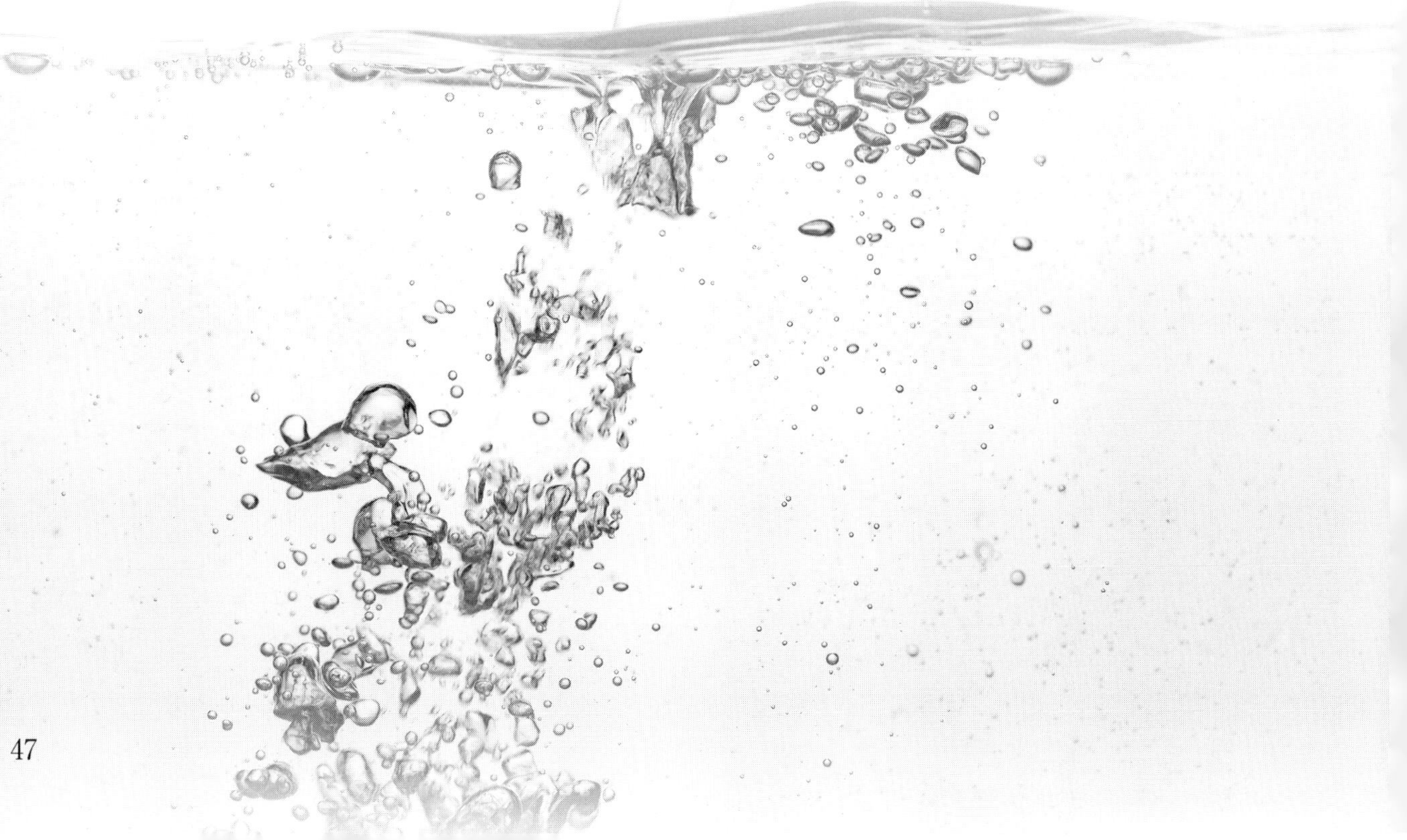

■著者略歴

北野 春彦（きたの・はるひこ）

1938年1月14日生まれ。北野青果代表。魚津市立大町小、魚津西部中卒。家族は妻・正子、長女・貴子、次女・裕子。

〒937-0866　魚津市本町2丁目12－9

本書の内容は、著者の個人的な経験に基づいたものです。

※参考文献

・『体の不調を治す！　水飲み健康法』（森下克也監修、宝島社）
・『万病を防ぐ「水」の飲み方』（藤田紘一郎著、講談社）
・『正しい水の飲み方・選び方』（藤田紘一郎著、海竜社）
・『からだを救う水の飲み方、選び方』（馬渕知子著、講談社）

毎朝水一杯で　80歳、きょうも元気

2018年12月5日 初版発行

定価　1,200円＋税

著　者　北野春彦
発行者　勝山敏一

発行所　桂書房
〒930-0103
富山市北代3683-11
電話 076-434-4600
FAX 076-434-4617

印刷・製本／モリモト印刷株式会社

ISBN: 978-4-86627-054-8